ÉTUDE

SUR LES FISTULES

DE L'ESPACE PELVI-RECTAL SUPÉRIEUR

OU

FISTULES PELVI-RECTALES SUPÉRIEURES

Par le Dr S. POZZI

AIDE D'ANATOMIE A LA FACULTÉ,
INTERNE LAURÉAT (MÉDAILLE D'OR) DES HÔPITAUX DE PARIS.

PARIS
G. MASSON, EDITEUR
LIBRAIRE DE L'ACADÉMIE DE MÉDECINE
Place de l'Ecole-de-Médecine, 17.

1873

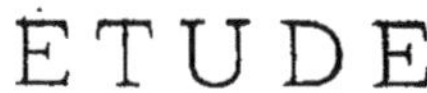

ÉTUDE SUR LES FISTULES

DE L'ESPACE PELVI-RECTAL SUPÉRIEUR

OU

FISTULES PELVI-RECTALES SUPÉRIEURES

Par le Dr S. POZZI

Aide d'anatomie à la Faculté de médecine,
Interne lauréat des hôpitaux de Paris (Accessit 1869), (Médaille d'or 1872),
Membre de la Société anatomique et de la Société d'anthropologie.

PARIS
G. MASSON, EDITEUR
LIBRAIRE DE L'ACADÉMIE DE MÉDECINE
Place de l'Ecole-de-Médecine, 17.

1873

ÉTUDE
SUR LES FISTULES
DE L'ESPACE PELVI-RECTAL SUPÉRIEUR
OU
FISTULES PELVI-RECTALES SUPÉRIEURES.

DÉFINITION ET DIVISION.

Je me propose d'étudier dans ce mémoire une variété peu fréquente de fistule à l'anus, dont l'étiologie, la physiologie et l'anatomie pathologique aussi bien que les indications thérapeutiques font une espèce nettement définie. Cependant elle n'a pas encore été décrite à part; et parmi les auteurs qui l'ont observée, aucun d'eux n'a fait ressortir l'ensemble des caractères qui la distinguent.

J'ai eu l'occasion d'en voir des cas pendant mon internat à l'hôpital des Cliniques, sous la direction de M. le professeur Richet. C'est aux leçons de ce savant maître qu'est due l'idée de ce travail, et je me plais à lui en faire ici le respectueux hommage.

Je diviserai mon étude en quatre parties :

Je placerai en dernier lieu les observations auxquelles il est fait allusion dans cette étude, et qui en sont comme les pièces justificatives.

J'adopterai la définition suivante, basée sur les caractères principaux de la maladie :

Les fistules pelvi-rectales supérieures sont une variété de fistule à l'anus très-profondes, généralement borgnes-externes, dont le trajet passant en dehors de toutes les parois intestinales dans le tissu cellulaire pelvi-rectal, aboutit à une dilatation supérieure, au-dessus du releveur de l'anus.

L'élément essentiel est, dans ces fistules, l'abcès de l'espace pelvi-rectal supérieur qui les a précédées ; leur éloignement du rectum, ainsi que cette étiologie spéciale, pourraient faire dire avec quelque raison que ce sont des *fistules auprès de l'anus,* plutôt que des fistules à l'anus.

Je désire attirer, dès le début de cette étude, l'attention sur ce point, afin de ne laisser place à aucune confusion. Il ne s'agira pas ici, en effet, de toutes les fistules profondes, à trajet remontant au-dessus du doigt, mais seulement d'une variété spéciale de fistules élevées. C'est à les distinguer, à les caractériser que je m'attacherai dans ce qui va suivre, et je ne parlerai qu'incidemment, et à propos du diagnostic, des fistules compliquées de décollement étendu qui n'appartiennent pas à la même espèce pathologique, et ne sont pas, me semble-t-il, soumises absolument aux mêmes indications opératoires.

CHAPITRE PREMIER.

HISTORIQUE.

Ribes publia en 1820 un mémoire qui apporta dans les connaissances relatives à la longueur des trajets fistuleux des modifications radicales (*Revue médicale*, 1820, t. I. — Ce mémoire a été reproduit avec des additions dans les *Mémoires de la Société médicale d'émulation*, 1826, t. IX.)

Jusqu'à lui (1), les chirurgiens, victimes d'une illusion bien analysée par Velpeau (*Dictionnaire de médecine*, en 30, 2e éd., p. 319), allaient chercher très au-dessus de l'anus l'orifice interne des fistules. Ribes, à la fin de son beau travail, résume ainsi son opinion, puisée dans l'enseignement de Sabatier, et qui fut bientôt adoptée par la plupart des chirurgiens (2) : « Quant à la situation de l'orifice interne, le plus souvent je l'ai trouvé au-dessus de l'endroit où la membrane interne du rectum s'unit avec la peau et quelquefois un peu plus haut ; mais cette ouverture ne s'ouvre jamais à plus de 5 ou 6 lignes au-dessus, du moins sur aucun des 80 cadavres sur lesquels j'ai rencontré des fistules, l'ouverture ne dépassait cette hauteur. » Ces conclusions sont aujourd'hui classiques, et par une conséquence dont l'histoire de la science nous offre de nombreux exemples, une réaction exagérée contre la doctrine ancienne semble depuis lors avoir fait méconnaître les fistules à trajets élevés. Aussi voit-on la plupart des livres didactiques, ou des monographies

(1) Suivant M. Pleindoux, Ribes aurait été devancé par Brunel, médecin d'Avignon, dans un *traité particulier sur la fistule* de 1783 (Velpeau, Méd. opér., 2e édit., t. IV, p. 786).

(2) MM. Roux et Boyer ont continué à admettre des fistules très-élevées (ibid.).

qui traitent de la fistule à l'anus, omettre totalement ou mentionner à peine les *fistules profondes.*

Ces fistules sont rares, il est vrai, mais elles existent. Bien plus, on les a observées de tout temps, et je vais en rechercher rapidement la trace dans les divers auteurs. Je dois pourtant faire tout d'abord une remarque : les cas de fistules profondes dont nous allons rencontrer l'indication ne sont certainement pas tous relatifs à l'espèce particulière qui nous occupe. En effet, la longueur du trajet ne constitue que l'un des traits de ces dernières; et, il faut, ainsi que je le dirai plus loin, que les fistules réunissent d'autres caractères pour sortir de la classe des fistules ordinaires, accompagnées du décollement de la muqueuse, et entrer dans celle des fistules pelvi-rectales supérieures. On ne saurait trouver dans les auteurs une distinction que ce travail se propose d'établir.

L'auteur hippocratique du livre *De Fistulis* parle des *fistules profondes qu'on ne peut inciser.* (*Hippocrate,* trad. Littré, t. VI, p. 446.)

Après lui, Celse, Galien sont muets sur ce point. Paul d'Égine fait simplement allusion à la gravité des *fistules qui vont du fondement dans la jointure de la cuisse.*

Guy de Chauliac, Paré, Fab. d'Aquapendente ne disent rien sur notre sujet. Il faut arriver à Saviard (*Recueil d'obs. chirurg.* Paris, 1702, obs. 50) pour en trouver une mention explicite. Il rapporte un cas de fistule *dont le trajet avait plus de quatre travers de doigt de profondeur* qu'il refusa d'opérer, et où la mort survint par hémorrhagie à la suite de l'incision (1).

(1) Il s'agissait d'une demoiselle venue de Copenhague pour se faire opérer à Paris, « comme à la source de la véritable chirurgie. Je sondai la fistule, dit Saviard, par plusieurs de ces ouvertures qui perçaient tout l'intestin, et une de ces sinuosités entre autres avait plus de quatre travers de doigt de profondeur.» Tout cela joint à l'état de la malade qui avait une fièvre lente et qui était d'une extrême maigreur, empêcha Saviard de tenter l'opération.

D'autres médecins et chirurgiens y consentirent; l'opération fut lon-

Il n'est donc pas douteux que ce chirurgien avait reconnu le danger d'opérer par l'instrument tranchant les fistules à l'anus élevées.

J'en dirai autant de J.-L. Petit, qui nous a rapporté l'histoire de trois fistules pelvi-rectales symptomatiques d'une lésion osseuse. L'hémorrhagie préoccupait à un haut degré ce grand chirurgien, et il décrit avec détail un mode de tamponnement ingénieux.

Une pareille crainte faisait dire à Ledran (*Traité des opér.*, p. 139) : « Je ne conseillerai jamais de porter l'instrument tranchant *où le doigt ne peut aller*, attendu l'hémorrhagie qui serait trop difficile à arrêter. » De même Garengeot écrit : « Si l'on s'aperçoit *que la fistule a l'anus aille bien au-delà du doigt, qui est dans le fondement*, il faut en abandonner la cure, parce que, si en coupant au delà du doigt on venait à ouvrir quelque artère considérable, on ne serait plus maître d'arrêter le sang, et le malade mourrait bientôt. » (*Traité des opér.*, t. II, p. 350).

Morand déclare que si la fistule *est portée très-haut dans le rectum*, elle peut occasionner « de fortes hémorrhagies, même dangereuses. »

Dans un cas, il a sauvé la vie du malade en cautérisant une artère ouverte. (Opusc. de chir., p. 157).

Heister proscrit toute opération *dans les cas où la fistule remonte au dessus du doigt.*

Il cite le cas malheureux de Saviard et un autre de Palfyn (*Operationes chirurgicæ,* Norimb. 1717, cap. 20). Dans ce dernier fait, le sang ne « sortit pas à la vérité par la plaie, mais se répandit dans tout l'intestin, ce qui fit périr le malade. » (*Inst. de chirurg.*, traduction française, t. II, chap. 168, p. 517).

gue, laborieuse et accompagnée d'une perte de sang considérable qui fut pourtant réprimée par l'eau styptique; «la pauvre malade mourut le jour suivant.»

Percival Pott (*Œuv.*, trad. franç., Paris, 1777, t. II, p. 360) et B. Bell (*Cours de Chirurg.*, trad. Bosquillon, t. II, p. 166) proscrivirent aussi l'opération des fistules *que le doigt ne peut dépasser.* Il en est de même de Sabatier (*Méd. opér.*, édit. Dupuytren et Sanson, t. II, p. 336), et de Boyer (t. X, p. 112). Ribes lui-même, qui dit n'avoir pas trouvé sur 80 cadavres un seul cas où la fistule s'élevât de plus de 5 ou 6 lignes au-dessus de l'endroit où la membrane interne du rectum s'unit avec la peau, Ribes est loin de nier l'existence des fistules profondes, et il rapporte, en les approuvant, ces paroles de Sabatier : « *Si l'ouverture de la fistule était placée au-dessus de la portée du doigt,* ce qui, sans doute, est extrêmement rare, car je ne l'ai jamais rencontrée à cette hauteur, il faudrait respecter ces sortes de fistules et n'employer que des soins de propreté, parce qu'on ne pourrait alors opérer qu'en exposant le malade à des hémorrhagies funestes. » (*Mém. de la Soc. méd. d'émulat.*, t. IX, p. 103.)

Enfin, Velpeau dit expressément : « *Si le releveur de l'anus a été franchi et que l'intestin soit largement disséqué hors de la portée du doigt,* il est rare qu'on réussisse, et le plus sage est de s'en tenir aux moyens de propreté, à un traitement palliatif. » (*Dictionnaire en* 30 *vol.*, t. III, p. 324).

Roux (*Voyage à Londres*, 1815, p. 298) admet des fistules très-élevées, et semble indiquer que telle était, à cette époque, l'opinion des chirurgiens anglais.

H. Smith, dans l'excellent article qu'il a consacré aux maladies du rectum dans le grand ouvrage de Holmes (*A system of Surgery*. London, 1864, t. IV, p. 200), s'exprime ainsi : « *Dans certains cas rares, il peut arriver que l'orifice interne ne se trouve pas à moins de* 3 *pouces au-dessus de l'anus.* »

Gerdy, dans la séance du 11 mai 1853 de la Société de chirurgie, fit une importante communication « *sur le traitement des fistules anales à orifice supérieur profond* par la méthode du pincement. » Au mois d'août de la même année, un de ses élèves, M. Carreau, soutenait sur ce sujet sa thèse inaugurale, où sont consignées deux observations. (*Nouvelle méthode dite méthode de pincement employée par M. le professeur Gerdy, pour le traitement des fistules à l'anus à orifice supérieur très-élevé, ou compliquées d'un décollement qui remonte très-haut.* (Thèse de Paris, 1853, n° 215).

En lisant ce travail on s'aperçoit, du reste, que l'auteur n'avait aucune idée de l'espèce particulière de fistules que nous allons étudier.

Deux ans plus tard, Gerdy traitait de nouveau le même sujet dans un article inséré au *Bulletin de thérapeutique*, t. XLVIII, p. 397.

M. U. Trélat, en 1861, a publié dans la *Gazette des hôpitaux* (p. 109), une note étendue « *Sur un cas de décollement très-profond du rectum, opéré et guéri par la méthode du pincement.* »

M. Verneuil communique le 30 octobre 1861, à la Société de chirurgie, une *Observation de fistule anale remontant à une hauteur de plus de 15 centimètres en dehors de la paroi rectale et sur la face latérale de l'intestin. — Opération par l'écrasement linéaire. — Mort.* — (*Gazette des hôpitaux*, 1861, p. 523.)

Dans la séance du 6 novembre, M. Richet relate un cas « *d'Abcès de l'espace pelvi-rectal supérieur : fistule ano-périnéale avec décollement profond.* » — *Application de l'entérotome. — Guérison.* (Observation publiée dans la *Gazette des hôpitaux*, 1861, p. 539.)

Une discussion intéressante s'engage sur ce procédé, et M. Gosselin déclare avoir employé deux fois l'entérotome dans les cas *où le décollement était étendu*, et avoir obtenu de bons résultats.

M. Chassaignac, dans le numéro du 27 septembre 1853 de la *Gazette des hôpitaux*, avait consacré un article au traitement des fistules à l'anus *compliquées de vastes décollements dans l'excavation pelvienne* et dans la région périnéale. Il a repris ce sujet avec de nouveaux détails dans son *Traité de l'Ecrasement linéaire,* 1856, p. 171. — Ce chirurgien y nomme *fistules diverticulaires* celles qui se compliquent de décollements étendus, et il distingue trois diverticules, le périnéal, le fessier et l'*intra-pelvien.* Parmi les observations citées par cet auteur, une seule (l'observ. 30) nous paraît être une fistule pelvi-rectale supérieure. L'opération fut faite avec l'instrument tranchant, et on « *lia une artère qui donnait assez fortement.* »

On trouvera un résumé des idées de cet auteur à l'article *Anus* du *Dict. encycl. des sc. médic.* (t. V, 1867).

CHAPITRE II.

ANATOMIE ET PHYSIOLOGIE PATHOLOGIQUES. — ÉTIOLOGIE.

Le bassin est fermé, dans sa partie postérieure, par une cloison concave formée par l'union des muscles releveurs de l'anus et ischio-coccygiens. Leurs fibres descendent de manière à s'unir par une sorte de raphé entre le coccyx et le rectum, au-dessus du sphincter, et en avant entre l'intestin et l'urèthre au-dessus du transverse avec lequel elles se confondent. Le fond de cette sorte de poche musculo-aponévrotique est percé par le rectum. Au-dessous, il plonge, pour ainsi dire, au milieu de la couche graisseuse, étendue entre les deux ischions, les fessiers et les transverses, région si bien décrite par Velpeau sous le nom de fosse ischio-rectale (*Traité complet d'anat. chirurg.,* 3e édit., t. II, p. 213).

Au-dessus du releveur, le rectum est également entouré de tissu cellulaire, qui se confond latéralement avec la couche adipeuse sous-péritonéale. L'importance chirurgicale de cet amas celluleux a amené M. Richet à décrire séparément l'espace où il est contenu. « Cet espace pelvi-rectal supérieur, dit-il (*Traité d'anat. méd.-chirurg.*, 3e édit., p. 828), compris entre l'aponévrose supérieure du releveur, le péritoine, le rectum et les parois du bassin, a une étendue variable, selon les sujets, et surtout suivant que le releveur est ou non relâché ; il est aussi étendu que possible lorsque le muscle est en repos. Dans cet état en effet, le releveur est appliqué dans la moitié supérieure contre les parois ischiatiques, l'extrémité inférieure du rectum très-abaissée et le sommet de l'infundibulum est aussi distant que possible du péritoine ; tandis que lors des contractions du muscle l'entonnoir rectal s'efface et se rapproche du point où se réfléchit le péritoine. A sa partie antérieure, l'*espace pelvi-rectal* est beaucoup moins étendu que sur les côtés, et surtout en arrière, ce qui tient à deux causes : la première à ce que le péritoine, qui s'est beaucoup abaissé au devant du rectum pour former le cul-de-sac recto-vésical, se relève insensiblement pour gagner le sacrum ; la seconde, à ce que le plan formé par le releveur s'incline en sens inverse du premier, c'est-à-dire de la prostate au coccyx. C'est donc à peine si ces deux plans sont en avant séparés par un intervalle de quelques millimètres, tandis qu'ils sont distants en arrière de plusieurs centimètres. Un tissu cellulaire abondant, à mailles larges et assez lâches, remplit tout cet espace et paraît destiné à favoriser les mouvements et l'ampliation du rectum : rarement il se charge de graisse. En avant, et latéralement, ce tissu communique avec celui qui remplit les fosses iliaques et la région profonde de l'abdomen par l'intermédiaire de la couche celluleuse sous-péritonéale des parois pelviennes, et chez la femme il se continue avec celui du ligament large ; en arrière, il fait suite à celui qu'on trouve dans le méso-rectum et la concavité du sacrum, il communique avec la région fessière par l'échancrure sciatique. Il est traversé par ses branches viscérales de l'artère et de la veine hypogastrique ; le plexus sacré et les ganglions du grand sympathique appliqués contre le sacrum s'en trouvent recouverts.

« Chez l'homme l'espace pelvi-rectal supérieur est séparé de la prostate, des vésicules séminales et du bas-fond de la vessie par la ame cellulo fibreuse, dite prostato-péritonéale. Chez la femme, on peut dire qu'il n'existe pas antérieurement, puisque le rectum est appliqué sans intermédiaire sur la face postérieure du vagin. »

Les fistules anales ordinaires (qu'on pourrait nommer pelvi-rectales inférieures) ont pour origine l'inflammation du tissu cellulaire des fosses ischio-rectales : les fistules *pelvi-rectales supérieures* reconnaissent pour cause une suppuration primitive ou consécutive de la couche adipeuse qui remplit l'espace pelvi-rectal supérieur.

On conçoit qu'une rectite succédant à des ulcérations, qu'une phlébite d'hémorrhoïdes internes, qu'une inflammation de la prostate ou des vésicules séminales (voir les observations) se propage au tissu cellulaire voisin et donne naissance à un abcès au-dessus du releveur de l'anus. Que se passera-t-il alors ? Si l'inflammation est très-aiguë, la suppuration rapide, elle envahit la région et donne lieu à un phlegmon, qui après son ouverture laisse une fistule aboutissant à son foyer. Mais ces cas sont rares. Ordinairement une phlegmasie plus modérée collecte peu à peu le pus au-dessus de l'aponévrose pelvienne. Longtemps il y reste confiné, et ne pouvant vaincre sa résistance, provoque par une irritation prolongée des parties voisines l'épaississement et l'induration des parois de l'abcès. Enfin, sous l'influence combinée de la pesanteur et du processus morbide, le tissu fibreux s'éraille, les fibres du releveur sont entamées, puis perforées. Le pus fuse alors facilement le long du rectum ; il se fraye un passage jusqu'à la peau qu'il ulcère à son tour : la fistule est constituée et persiste avec l'ampoule terminale creusée par le pus au-dessus du releveur.

Examinons de plus près les lésions :

Nous avons à étudier successivement : 1° *l'ampoule terminale* ; 2° *le trajet*.

1° *Ampoule.* — Dans son *Traité d'anatomie pathologique*, M. le professeur Cruveilhier a très-nettement indiqué dans les fistules à l'anus les *renflements* ou *arrière-cavités*, qui peuvent interrompre le trajet, *ce qui suppose que le pus a éprouvé quelques difficultés à s'échapper au dehors.* Cet observateur ajoute même : *Il arrive souvent que le trajet des fistules complètes présente à son extrémité supérieure un renflement ampullaire considérable.* Mais là s'arrête ce qui dans sa description peut se rapporter à notre sujet. (T. 2, p. 617 et suiv.)

Dans l'observation 2, placée à la fin de ce travail, M. Verneuil signale, à l'autopsie de son malade, *une nappe purulente arrêtée en bas par les insertions du releveur de l'anus.*

Dans l'observation 9, extraite du mémoire de Ribes, *le foyer abreuvait le col de la vessie.* Cette indication est précieuse; elle nous permet de nous rendre compte jusqu'à un certain point des phénomènes observés parfois (voir obser. 8), du côté de la miction.

Nous pouvons reconnaître l'ampoule terminale au lit du malade. Si l'on pratique le toucher rectal en poussant le doigt le plus haut possible et qu'on exerce alors une pression latérale, on voit sourdre par la fistule une notable quantité de pus, tout à fait hors de proportion avec ce que pourrait fournir un simple trajet. Vient-on à répéter la manœuvre quelques minutes plus tard, on n'obtient qu'un résultat négatif, la première pression ayant suffi à vider la poche.

Que l'on fasse comparativement cette exploration sur une fistule anale ordinaire, à peine aura-t-on quelques gouttes de liquide.

La clinique nous indique en outre la situation de l'ampoule, par la hauteur à laquelle pénètre le stylet. Souvent cet instrument fait reconnaître l'état de ses parois en transmettant la notion de leur résistance comme cartilagineuse; elle pourrait parfois simuler un corps étranger.

Cette induration est loin d'être spéciale à ces cas particuliers; on sait combien il est fréquent de la rencontrer dans les fistules ordinaires; mais elle se montre ici presque inévitablement, car elle trouve réunies toutes les conditions qui la produisent; ce sont celles qu'a signalées depuis longtemps dans les lignes suivantes l'auteur du mémoire couronné par l'Académie royale de chirurgie : « La cause la plus fréquente, dit-il, est la rétention du pus qui, ne pouvant être évacué commodément dégénère par son séjour dans l'ulcère, s'atténue, devient âcre et ronge le tissu cellulaire. Le pus se creuse ainsi des clapiers dans l'interstice des parties, la circonférence des sinus où le pus séjourne s'enflammant sourdement par une légère phlogose, et cet engorgement inflammatoire, quelque léger qu'il soit, ne pouvant ni suppurer, ni se résoudre à raison de la présence constante des causes qui l'ont produite, se termine par induration. De là viennent les duretés et les callosités qui s'étendent à la longue par l'abord de nouveaux sucs qui séjournent dans les parties où ils trouvent obstacle à la circulation. » (*Mémoires sur les prix de l'Acad. de chirurg.*, t. IV, 1re partie, Mémoire de Marvidès sur les fistules, p. 56.)

L'induration de la cavité terminale de la fistule nous rend peut-être compte d'un autre phénomène. C'est l'issue de bulles gazeuzes par des fistules manifestement borgnes externes. On pourrait admettre que les gaz sont nés sur place, par décomposition du pus, mais n'est-il pas plus probable qu'il peut se produire une aspiration de l'air extérieur lorsque l'ampoule momentanément comprimée par la distension de la vessie, par celle de l'intestin, ou par une contraction du releveur reprend sa capacité première en vertu de la rigidité de ses parois ? A moins que l'on ne préfère invoquer simplement le voisinage du rectum et l'endosmose gazeuse pour expliquer le phénomène.

Le releveur de l'anus qui provoque le développement de la cavité supérieure, est encore la cause qui la maintient. Le pus ne s'est créé à travers cette barrière qu'une issue étroite; il stagne toujours au-dessus d'elle. De plus, les contractions du muscle mobilisant incessamment les parois de la cavité en empêchent le recollement (1).

(1) Cette dernière action me paraît avoir une grande importance. J'ai

L'ampoule terminale est donc soumise à des variations de pression s'exerçant sur toutes ses faces, car limitée en bas par le releveur de l'anus, elle confine en arrière au rectum et en avant à la vessie, en haut au cul-de-sac vésico-rectal du péritoine qui s'élève ou descend ainsi que l'a montré M. Sappey, suivant les alternatives de réplétion ou de vacuité du réservoir de l'urine. (*Traité d'anat. descript.*, 1re édit., tome III, p. 220.)

Je ne voudrais pas qu'on se méprît sur le mot d'*ampoule terminale* dont je me suis servi pour plus de clarté dans l'exposition. Je ne prétends pas que la cavité qui surmonte la fistule ait une forme régulière et des limites bien définies. Il est probable au contraire qu'elle est toujours constituée par une série de trajets plus ou moins compliqués, mais dont l'ensemble n'en constitue pas moins un véritable réservoir pour le pus.

Une pièce, que j'ai présentée en avril 1869 à la Société anatomique, bien que relative à une fistule anale ordinaire ou pelvi-rectale inférieure, me paraît pouvoir donner de cette disposition une bonne idée. Dans ce fait le trajet principal avait une direction horizontale et aboutissait sous la peau de la fesse à une sorte de clapier, sinueux et comme réticulaire (fig. 1).

Tous ces conduits étaient englobés dans une masse indurée formant une tumeur du volume du poing, datant de quatre ans.

Cette tumeur fut enlevée par le bistouri, ce qui permit d'étudier sur elle toutes les lésions de la fistule à l'anus. Je rapporterai plus loin les recherches qu'elle m'a donné l'occasion de faire sur la paroi du *trajet*.

Les parties indurées, les *callosités*, comme les nomment les chirurgiens du dernier siècle, ont été examinées sur cette pièce. A l'œil nu, elles constituaient un tissu dense, d'un blanc mat, résistant au scalpel, ne fournissant pas de suc par la pression. Les trajets secondaires qui sillonnent la tumeur étaient irrégu-

observé, à l'hôpital des Cliniques l'année dernière, un abcès situé entre l'extrémité inférieure de l'humérus et la portion inférieure du triceps, dont la cavité n'a pu depuis dix-huit mois mois être oblitérée par suite des mouvements du muscle, aucune autre cause, soit locale, soit générale, ne pouvant entraver la cicatrisation.

liers, d'aspect fongueux et de couleur rosée. L'examen histologique a montré que l'induration était due à une hypertrophie considérable du tissu lamineux dont les faisceaux entrecroisés

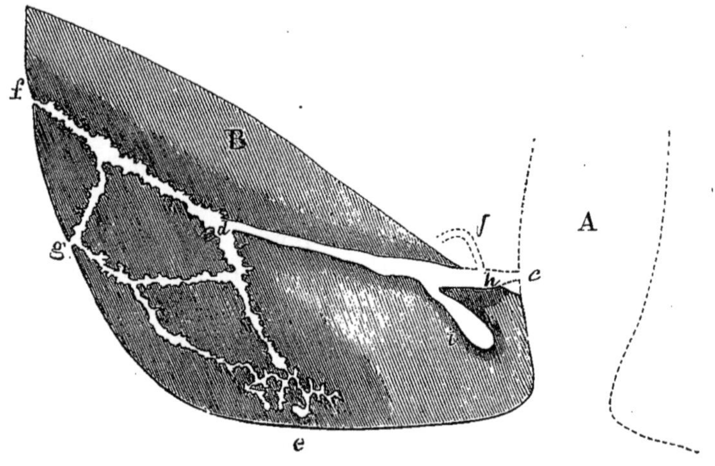

Fig. 1.

A. Rectum.

B. Portion enlevée par le bistouri ; toutes les parties ombrées sur la figure étaient indurées.

c d. Partie interne du trajet principal, lisse, d'apparence muqueuse ; longueur 3 centimètres et demi.

d f g e. Trajets fongueux qui sillonnent la tumeur et forment en *e* un petit clapier.

i. Cul-de-sac situé à l'origine du trajet principal. *h l*, petit trajet secondaire.

étaient pauvres en fibres élastiques. Une assez grande quantité de vaisseaux de nouvelle formation se montraient au microscope dans ce tissu qui, examiné à l'œil nu, en paraissait presque dépourvu. En outre, on était frappé de l'énorme quantité de leucocytes qui infiltraient toute la masse de cette tumeur inflammatoire chronique.

Maintenant que l'on suppose le trajet vertical au lieu d'être horizontal, qu'on lui fasse traverser le releveur et qu'on place au-dessus de ce muscle la tumeur sillonnée de conduits irréguliers, creusée de petits clapiers, et l'on pourra, je crois, se faire une juste idée de l'anatomie pathologique des fistules pelvirectales supérieures.

2° *Trajet.* — Le point où il s'ouvre au voisinage de l'anus est variable. C'est en général à 3 ou 4 centimètres de cet orifice. Il est souvent d'un très-petit calibre. Parfois il est sinueux et semble décrire autour de l'intestin une sorte de demi-spire. Le plus fréquemment pourtant il est rectiligne. On le rencontre surtout sur le côté de l'anus, quelquefois on le trouve en avant, en particulier, quand la prostate a joué un certain rôle dans la production de la fistule.

En introduisant un stylet, on est frappé de la hauteur considérable à laquelle il pénètre ; elle varie entre 7 et 15 centimètres. La moyenne est de 11 centimètres. Si l'on vient alors à pratiquer le toucher rectal, on observe un autre fait de la plus haute importance, savoir l'épaisseur notable de parties molles interposées entre le stylet et le doigt. Cette particularité est signalée par M. Verneuil, dans son observation déjà citée ; elle l'avait frappé au lit du malade. A l'autopsie il trouva « *que la muqueuse avait triplé d'épaisseur ; cette augmentation de volume, qui remonte presqu'à la symphyse sacro-iliaque, est due à une infiltration purulente qui siège en dehors de l'intestin, entre la tunique musculeuse et la tunique péritonéale.* » Pareil épaississement du rectum a été trouvé à l'autopsie du militaire de l'observation de Ribes (observ. n° 7).

Dans l'observation que j'ai recueillie à l'hôpital des Cliniques, l'épaisseur des parties molles, qui séparaient le doigt du stylet introduit dans la fistule, était telle qu'il fallait, pour sentir l'instrument, le remplacer par une sonde cannelée.

On doit attacher une grande valeur à ce fait qui est noté dans presque toutes les observations. Il me paraît séparer très-nettement les fistules rectales supérieures des fistules ordinaires ou anales compliquées de décollement consécutif de la muqueuse (1).

(1) Ou pour mieux dire de *décollement mince* de la paroi rectale, car l'absence d'autopsies explicites sur ce point ne nous autorise guère à être plus précis. Cette dénomination n'en mériterait pas moins peut-être d'être conservée provisoirement par suite de la distinction bien nette qu'elle marque entre ces deux lésions si profondément différentes — décollement d'une paroi mince et décollement d'une paroi épaisse. La première compliquant parfois les fistules nées d'un abcès pelvi-rectal inférieur,

Dans ces fistules, devenues profondes par décollement consécutif, la partie supérieure du trajet n'est séparée du rectum que par une paroi mince et dépressible, qui n'est autre, probablement, que la muqueuse rectale. Cette portion du trajet fistuleux s'est développée de bas en haut, par suite de la difficulté qu'éprouve le pus à s'échapper au dehors et à la laxité du tissu cellulaire sous-muqueux. (Cruveilhier, *Anat. pathol.*, t. II, p. 617.)

C'est à ces cas seulement que s'appliquent les remarques de Velpeau relatives au peu de danger que leur incision fait courir au péritoine. (*Médec. opér.*, 2e édit., t. IV, p. 804). Quant aux fistules pelvi-rectales supérieures, leur développement se fait de haut en bas, et leur trajet chemine non sous la muqueuse jusqu'à laquelle il n'est jamais arrivé, mais dans le tissu cellulaire qui entoure le rectum, en dehors de la tunique musculaire. Les parois rectales, soumises à une excitation incessante en ce point, s'épaississent et éloignent du cathéter le doigt placé dans le rectum. Enfin, le péritoine n'est séparé du trajet et de ses expansions terminales que par l'épaississement conjonctif qui limite ces cavités. L'emploi du bistouri offre donc de sérieux dangers, quoi qu'en ait dit l'illustre chirurgien de la Charité.

J'ai indiqué que l'orifice externe s'ouvrait souvent à 3 ou 4 centimètres de l'anus. Le trajet passe donc en dehors des sphincters ou tout au moins du sphincter interne et ce muscle est fatalement divisé lors de l'opération.

Quant à l'orifice interne, il paraît manquer le plus souvent, et la fistule est borgne externe.

C'est ce que la clinique montre et ce qu'a trouvé M. Verneuil à l'autopsie de son malade. J'incline même à penser, d'après les faits que j'ai observés et ceux que je rapporte, que cette disposition est constante et que toutes les fistules rectales supérieures sont borgnes externes. On conçoit à la vérité qu'un orifice interne puisse exister, mais je n'en ai pas trouvé d'exemple.

Quand la maladie est ancienne, le trajet est rarement unique

la seconde exclusivement propre aux fistules qui succèdent à un abcès de l'espace pelvi-rectal supérieur, ou fistules pelvi-rectales supérieures.

On peut en trouver deux et davantage, et souvent ils passent alors par des chemins très-divers, très-éloignés en apparence, ce qui tient à la situation élevée du réservoir commun d'où ils partent.

Je me bornerai à mentionner les décollements vers la fesse ou le périnée qui parfois accompagnent la fistule principale, ainsi qu'on peut le voir dans quelques-unes des observations que je rapporte.

Je rappelle enfin que dans les fistules pelvi-rectales, symptomatiques d'une altération osseuse, on trouve, outre les lésions précédentes (voir observation n° 7), un prolongement allant vers un os malade. Cet os appartient le plus souvent au bassin. Dans un cas remarquable que M. S. Duplay a bien voulu me communiquer, c'était le corps même du pubis et sa branche descendante. Enfin, on a vu le pus venir des vertèbres lombaires et même dorsales; j'en cite plus loin un exemple emprunté au Mémoire de Ribes.

J'ai pu faire l'étude histologique d'un trajet de fistule anale sur la pièce dont j'ai parlé plus haut. Je l'ai trouvée composée de deux parties distinctes aussi bien par leur aspect que par leur structure. Un peu plus de la moitié du trajet (3 centimètres et demi), à partir de l'orifice interne situé à 2 centimètres de l'anus, est blanche, lisse, et présente parfaitement l'aspect d'une muqueuse; on peut en la voyant comprendre l'hypothèse de Ribes, qui plaçait le trajet dans l'intérieur d'une veine. La seconde partie du trajet principal et les trajets secondaires sillonnant la tumeur sont, au contraire, rosés, villeux et d'un calibre irrégulier. Au microscope on voit qu'ils sont tapissés de fongosités.

La première partie du trajet, celle qui sur la figure 1 est comprise entre les lettres *cd*, offre une structure bien plus complexe.

En ce point, sur une coupe des parois de la fistule, on trouve du tissu dermo-papillaire recouvert d'une couche épithéliale stratifiée (1).

(1) Je remercie vivement mon savant ami M. Ch. Legros, professeur agrégé, qui m'a aidé dans cet examen histologique avec sa complaisance habituelle.

L'épithélium représente exactement celui que l'on trouve sur la peau ; on y distingue la même disposition des diverses couches : la couche de Malpighi, avec ses petites cellules prismatiques, au-dessus les cellules polygonales, puis des cellules de plus en plus aplaties, enfin une véritable couche cornée.

La surface du revêtement épithélial est à peu près lisse, elle ne présente pas de saillies correspondant aux papilles, de sorte que ces dernières restent enfouies au milieu des cellules épithéliales.

Le tissu dermo-papillaire, dépouillé du revêtement épithélial, est constitué par des papilles dans lesquelles on n'aperçoit que de la substance amorphe, des noyaux et des vaisseaux, et par une couche dermique épaisse formée du tissu lamineux fasciculé ; les faisceaux du tissu lamineux sont rares et minces dans le voisinage des papilles ; en s'éloignant de celles-ci, ils deviennent plus nets et s'entrecroisent en tous sens. Il a été impossible de constater dans ce derme de nouvelle formation, ni fibres élastiques, ni glandes, ni follicules pileux. Le réseau vasculaire est d'une grande richesse.

Notons, en outre, que de nombreux leucocytes se voient entre les mailles du tissu lamineux.

Je dois à mon excellent collègue et ami M. J. Renaut, un dessin qui reproduit très-exactement cette disposition anatomique. Il a été fait d'après des coupes perpendiculaires à la surface du revêtement. Les coupes colorées pendant 10 minutes dans le picrocarminate neutre d'ammoniaque à 1 0/0 ont été examinées dans la glycérine acidifiée par l'acide formique.

« Sur de pareilles préparations, dit M. Renaut dans la note qu'il m'a remise, on voit que les papilles sont formées de tissu conjonctif jeune renfermant un grand nombre de cellules embryonnaires disposées au milieu de fibrilles qui se dirigent vers la coupe muqueuse de Mapighi, entre les cellules cylindriques duquel elles pénètrent manifestement (fig. 2 A-B); à la base des papilles, les fibres conjonctives sont plus épaisses et forment des tourbillons autour des vaisseaux. Ceux-ci viennent des parties profondes du derme (D') et se recourbent en anses (D) au sommet des papilles.

Les papilles sont recouvertes d'une couche de cellules cylindriques pigmentées, exactement comme sur la peau ; l'épiderme offre au-dessus de cette couche, et également comme dans la peau, 1° des lits de cellules stratifiées, crénelées et engrenées les unes avec les autres par leurs fines dentelures, 2° la couche intermédiaire granuleuse (E), 3° enfin les couches cornées les plus superficielles formées de lits de cellules aplaties et stratifiées.

Immédiatement au-dessous de la couche de papilles le tissu conjonctif au lieu d'offrir les intermédiaires entre le tissu embryonnaire de la papille et le tissu conjonctif lâche, prend immédiatement le caractère de ce dernier. De là une certaine mobilité du revêtement sur les couches profondes. »

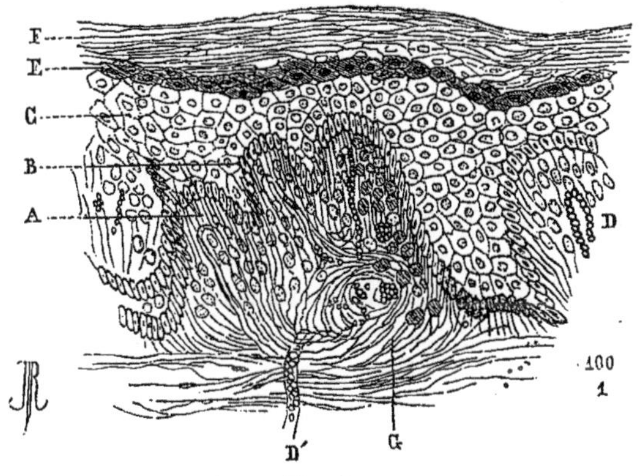

Fig. 2.

A, papille embryonnaire avec anses vasculaires.
B, couche profonde du corps de Malpighi formé de cellules cylindriques.
C, couche de cellules dentelées et engrenées.
D, vaisseaux des papilles.
D', troncs profonds d'où ils proviennent.
E, couche superficielle de cellules aplaties, à noyau atrophié et soudées entre elles.
G, tissu conjonctif lâche formant des tourbillons autour des vaisseaux.

Il existe donc en ce point une membrane dermo-papillaire de nouvelle formation. Mais, ainsi qu'on l'observe dans la plupart des cas de régénération des tissus, il y a absence des éléments élastiques et des glandes. Cette particularité est importante. Elle montre que nous n'avons pas là une simple dépression du tégument externe et que cette membrane n'est pas un prolongement de la peau. Il y a eu formation nouvelle, *néoplasie*, influencée à coup sûr par ce que Vogel a appelé la *loi d'analogie de formation* (*Anatomie pathologique générale*, traduct. française ; Paris, 1847, in-8° p. 103) ou même parce que M. Broca désigne sous le nom d'*influence de la région* (*Traité des tumeurs*, t. I, p. 103), mais sans que cette influence ait pu aller jusqu'à produire un tissu identique au tissu voisin, le tégument de la marge de l'anus.

Cette étude n'est pas moins intéressante pour le chirurgien que pour l'histologiste. Elle montre que les trajets fistuleux peuvent à la longue se revêtir en totalité ou dans une grande étendue d'une paroi organisée très-analogue aux tissus normaux, par conséquent, n'ayant aucune tendance à disparaître et tout au contraire éminemment propre à assurer indéfiniment la perméabilité du trajet. Une intervention énergique, amenant la destruction de cette paroi, est donc en pareil cas indispensable.

Les détails dans lesquels je viens d'entrer me paraissent établir suffisamment l'existence du groupe particulier de fistules que j'étudie.

Mais avant d'aller plus loin, et par un résumé rapide des faits déjà énoncés, il convient de légitimer le nom que je leur ai appliqué et de faire ressortir en quoi elles diffèrent des fistules anales ordinaires.

Le nom que j'ai choisi d'après les leçons de M. le professeur Richet est celui de *fistules de l'espace pelvi-rectal* supérieur ou par abréviation de *fistules pelvi-rectales supérieures*. Il me paraît bien préférable à celui de *fistules pelviennes*, que M. Chassaignac a donné à toutes les fistules dont le trajet s'élève à une grande hauteur, sans du reste que ce savant chirurgien ait insisté plus que ses devanciers sur les caractères particuliers qui distinguent les fistules que nous étudions et en font une espèce à part parmi les fistules profondes. (*Bull. Soc. chirurg.*, 30 octobre 1861.) Cette désignation, beaucoup trop vague pour être acceptable, est la conséquence du nom d'*abcès pelviens*, sous lequel M. Chassaignac désigne les abcès de l'espace pelvi-rectal supérieur. Or, ces abcès, il faut l'avouer, ne sont pas plus *pelviens* que ceux de la fosse ischio-rectale, que toutes les suppurations qui avoisinent le rectum, car tous également sont contenus dans le pelvis.

La distinction n'a donc rien de précis, et cependant, si nous établissons un parallèle entre ces diverses affections, la nécessité d'une dénomination différente va s'imposer à nous.

Tout les sépare en effet. Le siége d'abord : tandis que les fistules anales ordinaires se développent dans les fosses ischio-rectales, celles qui nous occupent ont pour origine le tissu cellulaire qui existe entre le releveur de l'anus et le péritoine.

Les fistules anales ordinaires, quelles aient débuté par être borgnes internes ou externes finissent presque toujours par se compléter. Leur orifice interne est alors le plus souvent situé au-dessous de la limite supérieure du sphincter interne. Dans quelques cas exceptionnels seulement, le décollement de la muqueuse s'étend presque jusqu'au releveur. Si on ne trouve pas l'orifice interne par le cathétérisme à cause du trajet inflexe de la fistule, on peut le découvrir à l'aide d'injections ; enfin le doigt n'est séparé du stylet que par une mince membrane.

Au contraire, les fistules pelvirectales supérieures sont presque toujours borgnes externes : elles ont un trajet d'une longueur double ou triple des précédentes. La moyenne est de 11 centimètres, mais elle peut aller bien au delà ; la cloison qui sépare le rectum du trajet fistuleux est épaisse dans toute sa hauteur.

En outre, et ce n'est pas le trait le moins caractéristique du tableau que je trace, les fistules rectales supérieures sont terminées supérieurement par une cavité, une poche pleine de l'humeur qu'elle sécrète, au-dessus du releveur de l'anus. Ce muscle sur lequel elle repose forme une sorte de barrière au libre écoulement du pus. C'est sa présence qui a donné naissance à la cavité. C'est elle aussi qui la maintient. Grâce à sa résistance, en effet, le pus ne peut fuser librement sur les côtés du rectum, il se vide mal par le pertuis qu'il s'est avec peine frayé au travers des fibres musculaires. De là son accumulation dans une sorte de réservoir. De là aussi l'épaississement considérable des parois du trajet et de la poche par suite du travail plegmasique chronique incessamment entretenu.

Enfin, tandis que les fistules anales ordinaires se montrent à peu près aussi fréquemment chez la femme que chez l'homme, les fistules rectales supérieures sont très-rares dans le sexe féminin.

Tels sont en résumé les principaux caractères qui distinguent les fistules pelvi-rectales supérieures de celles dont Ribes a pu dire : « La fistule à l'anus est une maladie ordinairement peu inquiétante, et l'opération employée pour la guérir est une des plus simples de la chirurgie. » (*Loc. cit.*, p. 144.)

CHAPITRE III

SYMPTÔMES ET DIAGNOSTIC.

Début. — Les fistules pelvi-rectales supérieures ont un début différent, suivant qu'elles succèdent à l'inflammation aiguë de l'espace pelvi-rectal supérieur ou qu'elles sont la conséquence d'une fusée purulente ayant pour point de départ un os malade, suivant qu'elles sont, en un mot, *idiopathiques* ou *ossifluentes*.

Parfois, un phlegmon profond de la marge de l'anus apparaît avec son cortége d'accidents graves.

La collection purulente, qui est ouverte, soit par les efforts de la nature, soit par le bistouri du chirurgien, est un véritable abcès en bissac dont la partie étranglée correspond au releveur. La poche située au-dessous de lui, dans la fosse ischio-rectale, peut se cicatriser plus ou moins complètement. Mais il reste, au-dessus de cette cloison musculaire, un clapier persistant qui verse incessamment ses produits par l'ouverture de l'abcès et la transforme en fistule.

Le plus souvent l'inflammation de l'espace pelvi-rectal supérieur se fait sourdement, et ce n'est que lorsque le pus est arrivé dans le tissu cellulaire sous-cutané qu'il donne lieu à des signes qui inquiètent le malade. Mais, après l'ouverture de l'abcès, la fistule est constituée, et le cathétérisme, en indiquant à quelle hauteur elle remonte, montre au chirurgien qu'il n'avait pas affaire à un simple abcès superficiel de la marge de l'anus.

Dans les fistules pelvi-rectales supérieures ossifluentes, le début est encore plus insidieux : des douleurs vagues au niveau des os malades précèdent longtemps l'apparition du pus. Il se montre enfin à la marge de l'anus, sans appareil symptomatique aigu : l'abcès se comporte comme un abcès froid, quoique sa véritable nature soit parfois méconnue.

Signes rationnels. — Les signes rationnels des fistules pelvi-rectales supérieures ressemblent, pour un observateur non prévenu, à ceux des fistules anales communes. En les étudiant de plus près, on remarque pourtant des phénomènes particuliers. J'ai dit que ces fistules sont le plus souvent borgnes-externes. Il en résulte que le pus *ne s'écoule pas par l'anus*, mais auprès de lui. Pour reconnaître ce fait, il ne faut pas s'en rapporter au dire du malade, incapable de fournir des indications précises. Il faut procéder soi-même à l'examen direct, soit par le toucher, soit avec le spéculum ani.

On pourrait, pour plus de certitude, introduire une mèche dans le rectum et l'y laisser séjourner un certain temps, puis constater qu'elle n'est pas souillée de pus.

Un autre signe rationnel qui mérite d'être noté est l'abondance de la suppuration, en rapport avec l'existence du réservoir supérieur. Le pus est souvent mélangé de gaz.

Je dois consigner ici des signes d'un ordre particulier qui, bien qu'on ne les rencontre qu'exceptionnellement, n'en ont pas moins une valeur clinique incontestable; je veux parler des symptômes du côté de l'appareil urinaire. Les rapports du clapier terminal et de la vessie, la possibilité d'une fusée purulente vers le col de cet organe en rendent parfaitement compte. C'est ainsi que, dans l'observation remarquable à tant de titres qu'a bien voulu me fournir M. S. Duplay (obs. 8), il existait une incontinence d'urine qui n'a guéri qu'avec la fistule. Cet habile chirurgien s'est assuré qu'elle n'était pas due à une altération de la contractilité du réservoir vésical. Dans le fait communiqué par M. Verneuil à la Société de chirurgie, on observa, au moment de l'opération, alors que le clapier terminal était évacué, *une émission abondante d'urine* (obs. 13).

Signes physiques. — Les signes physiques sont fournis : 1° par le toucher rectal; 2° par le cathétérisme du trajet; 3° par ces deux manœuvres combinées.

Le toucher donne un signe caractéristique déjà signalé : en appuyant avec le doigt sur la paroi rectale, dans la direction où aboutit le trajet, on produit généralement un écoulement notable de pus par l'orifice cutané ; la pression sur le clapier supérieur a vidé son contenu; aussi ne peut-on obtenir de nouveau ce résultat qu'après un assez long intervalle (voir obs. 1).

L'introduction du stylet ou mieux de la sonde cannelée montre la hauteur à laquelle pénètre le trajet. Toutefois il est rare qu'on puisse le parcourir dans toute son étendue. Le plus souvent, des inflexions, des brides ou des bifurcations formant éperon arrêtent le cathéter. J'en citerai comme exemple l'observation de M. (Verneuil obs. 13), où, sur le vivant, le stylet ne s'élevait pas à plus de 8 centimètres, bien que l'autopsie ait permis de constater une longueur au moins du double pour le trajet fistuleux. Parfois le stylet paraît, à son extrémité, se mouvoir aisément dans une cavité assez spacieuse (obs. 13). C'est la démonstration directe de l'ampoule terminale.

La combinaison du toucher rectal et du cathétérisme confirment l'absence d'un orifice interne et donne des notions sur l'épaisseur des parties molles qui séparent la fistule de l'intestin. On se rend bien compte alors de ce fait que nous avons indiqué au chapitre de l'anatomie pathologique : c'est que l'on n'a pas affaire à un simple décollement de la muqueuse, mais à un trajet passant en dehors de toutes les tuniques rectales dans le tissu cellulaire épaissi.

La douleur spontanée, médiocre pour les fistules idiopathiques, est parfois très-vive dans celles qui sont symptomatiques d'une maladie des os et siége à leur niveau. Toutefois, même dans les premières, le toucher rectal et la pression au niveau de l'ampoule terminale sont difficilement supportés.

Signes généraux. — Je viens de passer en revue les symptômes locaux. Quant aux signes généraux, ils sont très-variables. Parfois l'économie ne paraît que peu éprouvée par cette déperdition incessante à laquelle elle finit par s'habituer.

Cela s'observe surtout chez les individus à constitution vigoureuse et dans les premiers temps de la maladie. D'autres fois, et particulièrement chez les personnes de tempérament lymphatique, de complexion délicate, ou chez les femmes (obs. de Saviard citée plus haut), l'épuisement est la conséquence de la suppuration prolongée.

(Le malade qui fait le sujet de l'observation 6 était tuberculeux, et son affection pulmonaire paraissait avoir fait de rapides progrès depuis l'apparition de sa fistule.)

Dans les fistules symptomatiques d'une altération osseuse, le marasme ne tarde pas à survenir.

Le *diagnostic* doit résoudre deux questions : il faut différencier la fistule pelvi-rectale supérieure des fistules communes ; il faut reconnaître sa cause.

La première partie du problème sera résolue par l'analyse attentive des symptômes que nous avons décrits.

Il faudra surtout se mettre en garde contre la possibilité de confondre une fistule ordinaire accompagnée de *décollement mince* (de la muqueuse?) et une *fistule pelvi-rectale supérieure.*

J'ai donné plus haut les éléments de ce diagnostic ; sa connaissance n'est pas pure affaire de curiosité. Il est très-utile au point de vue du traitement. Il me semble que, dans les cas de décollement simple de la muqueuse, au-dessus d'une fistule anale ordinaire ayant pour siége l'espace pelvi-rectal inférieur, l'incision (avec l'aide du gorgeret) ne présentera guère le danger de blesser une branche artérielle de quelque importance. Si la présence d'hémorrhoïdes internes faisait craindre l'hémorrhagie, l'écrasement linéaire serait tout indiqué assurément, mais il n'est pas *indispensable.* C'est à de pareilles fistules que s'appliquent certainement les cas de guérison de fistules profondes par la ligature progressive avec un fil de plomb, suivant la méthode de Desault, dont on trouve l'indication dans son journal : « L'une d'elles (obs. 12, p. 85) avait l'orifice interne à 2 pouces de la marge de l'anus. Dans une autre (obs. 4, p. 89), *l'intestin était dénudé jusqu'à 3 pouces au moins au-dessus de la marge de l'anus,* 1 *pouce plus haut que l'orifice interne de la fistule.* Le trajet fistuleux était environné de duretés. Le malade ne garda pas le lit et sortit parfaitement guéri soixante-neuf jours après l'opération ; la ligature était tombée le soixante troisième jour. »

Dans l'observation 5, p. 91 : « *la fistule pénétrait dans l'intestin, lequel se trouvait dénudé dans la moitié de sa circonférence et à la hauteur de plus de* 4 *pouces.* La ligature tomba le quarante-deuxième jour; la cicatrisation fut achevée le quatre-vingt-dixième. Guérison complète. » Enfin, dans l'observation 6, p. 93 : « L'orifice interne siégeait à 3 pouces de profondeur, mais le stylet, porté dans l'un ou l'autre des orifices externes, pénétrait beaucoup plus haut et *s'enfonçait à 5 pouces, l'intestin était dénudé presque dans les deux tiers de sa circonférence, et l'on pouvait facilement et sans causer de douleur, promener le stylet dans toute cette étendue entre l'intestin et les parties environnantes*. Des deux fils introduits, l'un tomba le quarante sixième jour, l'autre le cinquante-quatrième; cicatrisation et guérison complète le soixante-seizième jour. »

Cette dernière observation surtout est intéressante. Elle décrit bien le décollement au-dessus de l'orifice interne étendu non-seulement dans le sens vertical, mais encore traversalement, permettant au stylet de se promener sous la muqueuse du rectum, « comme entre deux feuilles de papier », suivant l'expression de Velpeau.

Qu'y a-t-il de commun dans ce tableau avec celui que j'ai tracé des fistules pelvi-rectales supérieures?

La grande quantité de pus fournie par la fistule est un des signes particuliers des fistules pelvi-rectales supérieures : elle frappe par sa disproportion avec l'exiguité souvent très-grande de l'orifice externe. Cette quantité est médiocre lorsque le malade est couché; se lève-t-il, il est bientôt inondé de pus, car la poche terminale se vide alors sous l'influence de la pesanteur.

Ajoutons que l'odeur du pus est souvent très-fétide, ce qui est un indice de sa stagnation dans une cavité au voisinage de l'intestin. Il sort mélangé de gaz lorsqu'on pratique le toucher rectal et que l'on presse au niveau du foyer. Cette manœuvre, qui est à peu près indolore dans les fistules ordinaires, est très-pénible ici. On trouve ce fait signalé dans plusieurs observations. C'est généralement sur la paroi postérieure de l'intestin que devra s'appuyer le doigt enfoncé le plus haut possible. C'est là, en effet, que l'espace pelvi-rectal a le plus d'étendue et que s'est développée l'ampoule terminale.

Une seconde partie du diagnostic doit rechercher l'origine de la fistule. Est-il besoin de remarquer que les antécédents du sujet, le mode de début du mal, les symptômes concomitants, soit du côté de la prostate, soit vers un des points du squelette, fourniront les éléments d'une étude où la sagacité du chirurgien sera le meilleur des guides?

Il importe surtout de ne pas méconnaître les affections osseuses qui peuvent être la source du pus. On devra toujours y songer lorsqu'une fistule pelvi-rectale supérieure se sera formée sans une inflammation natable et durera depuis longtemps en amenant un affaiblissement du malade hors de proportion avec l'abondance de la suppuration. Le problème sera résolu si la sonde arrive jusqu'à l'os malade (obs. 8 de M. Duplay).

Parmi les fistules ossifluentes qui peuvent s'ouvrir au voisinage de l'anus, les seules qui rentrent dans le groupe des fistules rectales supérieures sont celles dont l'origine est placée au-dessus du releveur. Ainsi se trouvent exclues les fistules dont la source est une altération de la branche descendante du pubis, de la branche ascendante ou de la tubérosité de l'ischion. Ces parties du canal pelvien sont en effet situées au-dessous des insertions du releveur anal, et, par définition, toute fistule rectale supérieure se termine au-dessus de lui. Les fistules développées plus bas se rattachent directement à celles des fosses ischio-rectales ou fistules anales ordinaires; elles en constituent une variété des plus rares. (Smith, *loc. cit.*, en rapporte une observation.) Voici les caractères principaux qui permettront de faire le diagnostic : leur origine peut presque toujours être rapportée à un traumatisme, à une chute. Elles se manifestent tardivement après la cause qui les a produites; elles donnent lieu à un écoulement de pus peu abondant et généralement intermittent; elles guérissent spontanément après l'expulsion d'une esquille. J'ajouterai que la direction de leur trajet n'est jamais directement ascendante, mais oblique de dedans en dehors, et cela d'autant plus que l'orifice externe est plus rapproché de l'anus. Du reste, il est rare de le rencontrer en ce point; le plus souvent la fistule s'ouvre à la fesse et à la cuisse, et, lorsqu'il existe un trajet à la marge de l'anus, il y en a un autre plus direct en ces points par lesquels le stylet arrive sur l'os dénudé.

Cette distinction réduit beaucoup, on le voit, le nombre des fistules ossifluentes qui se rangent parmi les fistules pelvi-rectales supérieures. On s'étonnera peut-être que mon élimination ne soit pas plus radicale et que je conserve à côté de fistules à l'anus nées dans les parties molles des trajets provenant de véritables *abcès par congestion*. Mieux vaudrait, dira-t-on, les distraire de leur groupe naturel.

J'avoue que cette objection m'a quelque temps arrêté.

Il m'a cependant paru que sa valeur, réelle quand on se place au point de vue de la nosographie, est tout à fait illusoire en clinique.

Au lit du malade, un abcès par congestion qui s'est ouvert à la marge de l'anus est bien une *fistule à l'anus*.

Si cet abcès a pris naissance au-dessus du releveur, il existe, comme dans les fistules rectales idiopathiques, une ampoule terminale au-dessus de ce muscle. (Voir obs. de Sabatier, n° 7, Autopsie.) La longueur énorme du trajet, l'abondance de la suppuration, sont autant de nouveaux traits de ressemblance. En somme, l'étiologie et le traitement sont les seules différences tranchées qui pourraient être mises en balance avec les considérations précédentes. J'ai donc cru devoir conserver ces fistules dans le même groupe, tout en établissant une subdivision bien tranchée entre celles qui sont idiopathiques et les ossifluentes.

CHAPITRE IV.

PRONOSTIC ET TRAITEMENT (1).

Quel est le pronostic des fistules pelvi-rectales supérieures? Assurément il est plus sérieux que celui assigné par Ribes aux

(1) Je ne m'arrêterai pas à discuter longuement d'autres modes de

fistules anales en général, « *maladie ordinairement peu inquiétante* » ou « *peu importante* », suivant le texte de son premier mémoire.

L'affection est grave en elle-même, vu les causes d'épuisement qu'elle renferme. Elle est grave enfin par suite des difficultés de l'opération. Aussi ai-je montré dans l'historique que la grande majorité des auteurs, depuis Hippocrate jusqu'à Velpeau, ne parlent des fistules profondes que pour en proscrire l'opération.

C'est l'hémorrhagie surtout qui préoccupait les chirurgiens, et de nombreux accidents les avaient rendus réservés. Il en était résulté une pratique généralement reçue avant les travaux de Gerdy : c'était de s'abstenir toutes les fois que le trajet remontait au-dessus de la portée du doigt. (Voir notamment : Ledran, *Traité des opérat.*, p. 139. — Garengeot, *Traité des opérat. de chirurg.*, t. II, p. 350. — Pott, *Œuvres de chirurg.*, trad. de l'anglais, t. II, p. 360 et suiv. Paris, 1777. — Sabatier, d'après Ribes, *Mém. de la Soc. d'émul.*, t. IX, p. 103. — Velpeau, *Dict. en* 30 *vol.*, t. III, p. 324.)

traitement que celui que j'ai vu réussir. Si l'on me demandait de justifier cette conduite, je pourrais citer les paroles d'introduction que X. Bichat écrivait au commencement du mémoire sur l'opération de la fistule à l'anus dans les Œuvres chirurgicales de Desault. « L'expérience a fixé enfin le rang que les méthodes devaient occuper. Les unes, presque oubliées, ne figurent plus que dans l'histoire de nos erreurs ; les autres sont restées soutenues par les succès qu'on en a obtenus, que servirait d'exposer les premières ? Cent fois retracées, elles n'auraient ici rien de nouveau. Bornons-nous à l'examen des secondes. » (*Œuvres chirurg.* de Desault, publiées par X. Bichat, Paris, 1798, t. II, p. 341.)

En Angleterre, les chirurgiens ont conservé pour les fistules élevées une méthode analogue à celle de Desault. « Dans les cas rares, dit Smith (loc. cit.), où l'orifice interne de la fistule est situé très-haut et où une sérieuse hémorrhagie pourrait être redoutée avec l'instrument tranchant la ligature doit être adoptée. » La variété de ligature que recommande cet auteur est celle à constriction progressive effectuant la section en huit ou dix jours, suivant le manuel opératoire et avec les instruments employés par M. Luke et décrits dans la *Lancette* de 1845, p. 221.

Dans le traitement des fistules à trajet élevé, il y a un autre danger à éviter : savoir la lésion possible du péritoine.

C'est à Gerdy que revient le mérite d'avoir fait ressortir l'importance de cette considération. Avant lui, les chirurgiens ne paraissent pas s'en être préoccupés. Velpeau en parle bien, il est vrai, mais en passant et pour nier le danger (*Dict. en* 30 *vol.*): « La blessure du péritoine, dit-il, ne me paraît guère possible»; et à l'appui de cette thèse, il entre dans des considérations anatomiques auxquelles un fait dû à la bonne foi de M. Roux répond péremptoirement (Soc. de chirurg., 10 mai 1853) : « Quant à la lésion du péritoine, dit ce chirurgien, il est très-exact qu'on peut la produire pendant l'opération de la fistule. Et pour mon compte, sur un nombre considérable d'opérations que j'ai pratiquées. il m'est arrivé une fois d'ouvrir le péritoine, ce dont je fus averti par l'écoulement immédiat d'une notoire quantité de sérosité citrine limpide. J'exerçai immédiatement une compression convenable à l'aide de mèches volumineuses introduites dans le rectum, et le malade put guérir, mais après avoir présenté les symptômes d'une vive péritonite qui cédèrent à un traitement énergique. » (*Bull.*, t. III, p. 544.)

Or, l'emploi de l'entérotome, préconisé par Gerdy, met à l'abri d'un semblable accident, car, si la séreuse est pincée, ses deux feuillets contractent des adhérences, comme on le voit dans la cure des anus contre nature.

Telles sont les seules indications que le traitement ait à remplir dans les cas de fistules profondes par décollement mince de la paroi rectale (décollement de la muqueuse?).

Mais une troisième indication capitale me paraît devoir régir le traitement des fistules pelvi-rectales supérieures, et, si elle n'a pas été mise en relief par Gerdy, c'est qu'il ne s'était peut-être pas rendu entièrement compte des notions d'anatomie et de physiologie pathologiques sur lesquelles je me suis étendu. Nous avons vu que le trajet de la fistule était surmonté d'un clapier, d'une ampoule terminale située au-dessus du diaphragme musculo-aponévrotique formé par le releveur. Or, pour qu'un clapier se déterge et que ses parois s'accolent, la pratique chirurgicale ordinaire ne nous enseigne-t-elle pas qu'il faut remplir une condition essentielle : ouvrir largement la cavité où stagne le pus et donner à ce liquide une issue facile? Voilà, me semble-t-il, la troisième indication thérapeutique que remplit la méthode de Gerdy, et voilà pourquoi elle doit être préférée à l'écrasement linéaire, préconisé par M. Chassaignac, qui, à la vérité, met à l'abri de l'hémorrhagie, mais qui ne fait pas une perte de substance à ce que j'ai appelé l'*ampoule terminale*, et dont l'incision étroite *linéaire* ne fournit pas aux liquides un assez libre accès.

Un reproche analogue peut être adressé à la cautérisation du trajet. Là encore, on néglige complètement l'*ampoule*; aussi ce mode de traitement a-t-il échoué chez deux malades de M. Tillaux. Je dois à l'obligeance de cet excellent maître l'observation(13) de l'un de ces ceux cas. Il n'a pu retrouver de notes sur le second de ses malades. La fistule s'élevait aussi chez lui à une très-grande hauteur. Elle était borgne externe ; la cautérisation resta sans résultat. (*Communication orale.*)

J'ajouterai que, dans les cas où l'on pourrait craindre de blesser le péritoine, l'écraseur ni le galvanocautère ne donneneraient aucune sûreté.

Donc, en résumé, trois grandes indications imposent le choix de la méthode du pincement pour les fistules rectales supérieures : il permet d'éviter : 1° l'hémorrhagie, 2° la péritonite, 3° le croupissement du pus dans le clapier terminal. Ce traitement est donc le seul rationnel, et les nombreux succès qu'il a déjà donnés ne permettent pas d'hésiter à l'employer dès que l'on a diagnostiqué une *fistule pelvi-rectale supérieure idiopathique*. Doit-on l'appliquer d'emblée, ou doit-on attendre l'effet d'une première tentative de guérison de la fistule par l'incision, en ne faisant porter celle-ci que *jusqu'où le doigt peut remonter* ? Cette opération incomplète est préconisée par Pott (*Œuvres chirurgicales*, traduites de l'anglais, Paris, 1777, t. 2, p. 360 et suiv.), mais l'expérience a montré qu'elle ne réussissait pas.

Gerdy a eu le mérite d'appliquer pour la première fois aux fistules profondes la méthode créée par Dupuytren pour la destruction de l'éperon de l'anus contre nature. Nous n'avons garde de contester à l'éminent chirurgien l'honneur de cette initiative.

Qu'il nous soit permis cependant de dire qu'il ne s'est peut-être pas rendu compte des cas auxquels sa méthode était le plus spécialement applicable. Ainsi que l'indique le titre de la thèse de son élève Carreau, c'est aux cas où *l'orifice interne est très-élevé*, ou à ceux dans lesquels existe un *grand décollement de la muqueuse*, que Gerdy réservait l'entérotome. Des deux observations qui sont renfermées dans son mémoire, la première (obs. 10, de notre travail), a trait manifestement à un cas de ce dernier ordre, et quant à la seconde (obs. 11), autant que son laconisme permet d'en juger, elle se rapporte à un simple décollement mince de la paroi postérieure du rectum, sans que rien n'indique la présence d'une dilatation ampullaire au-dessus du releveur. Nous croyons donc que dans ces deux cas l'incision aurait pu être pratiquée, sans que l'on eût eu à redouter la lésion des gros vaisseaux qui n'existent ni dans la muqueuse, ni à la paroi postérieure du rectum, ou la lésion du péritoine, qui en est fort éloigné.

Ce n'est pas aux fistules à orifice supérieur très-élevé, dont l'existence est douteuse, ni à celles qui sont compliquées d'un décollement mince qui remonte très-haut, lesquelles peuvent être traitées par l'incision (puisque, suivant Velpeau, ce décollement porte toujours sur la muqueuse seule), ce n'est pas en un mot aux fistules pour lesquelles Gerdy avait imaginé sa méthode que nous croyons qu'elle doit spécialement s'appliquer. C'est à l'unique classe de fistules pelvi-rectales supérieures. Alors seulement en effet, on court le risque par l'incision de blesser les gros vaisseaux qui rampent sur les parois latérales et antérieure du rectum, de léser le péritoine qui descend sur elles, et enfin, seulement alors il est nécessaire d'ouvrir par une perte de substance une large issue aux liquides que sécrète le fond du trajet (1).

J'arrive au manuel opératoire de la méthode du pincement. Je l'exposerai d'abord telle qu'elle était pratiquée par Gerdy.

J'indiquerai ensuite les modifications importantes que lui a fait subir M. le professeur Richet.

Gerdy employait l'entérotome de Dupuytren. Il l'appliquait

(1) La méthode du pincement nous paraît donc, en résumé, être applicable dans deux sortes de cas bien différents.

On peut y avoir recours, consécutivement à l'incision d'une fistule de en faisant pénétrer une des branches dans le trajet fistuleux; l'autre étant située dans la cavité du rectum parallèlement à la première. Alors, au moyen d'une vis située extérieurement, il serrait de façon à pincer fortement la paroi fistuleuse comprise entre les mors de l'instrument. De cette façon les parties comprimées sont mortifiées, et la cavité rectale est mise en communication directe avec le fond de la fistule. Le manuel opératoire de cette application est très-facile. « Le malade qu'on a eu soin de purger auparavant, est couché au bord du lit, du côté correspondant à la fistule, le tronc fléchi sur le bassin, la cuisse de dessus plus rapprochée du ventre que celle qui repose sur le lit, afin de mettre par là l'orifice fistuleux et l'anus à découvert. Un aide est chargé d'écarter les fesses en soulevant celle qui est opposée à la fistule. On s'est bien assuré préalablement par le toucher et la sonde de la situation et de la direction du trajet fistuleux. Le chirurgien saisit alors l'entérotome dont les mors sont tenus convenablement écartés, et dont la face interne a été graissée; puis il l'introduit doucement aussi haut que possible et en suivant la direction du trajet. Si la partie inférieure du trajet fistuleux ou son orifice sont trop étroits pour laisser pénétrer la branche de l'entérotome, on fait avec le bistouri les petits débridements nécessaires. Puis on rapproche les deux branches au moyen de la vis de pression. La constriction est poussée aussi loin qu'on le juge nécessaire et l'instrument est laissé en place. On peut entourer de charpie la partie située au dehors de l'intestin et la maintenir avec un bandage en T pour qu'elle gêne moins le malade (Carreau, *loc. cit.*). »

l'espace pelvi-rectal inférieur, lorsqu'après l'opération on constate un décollement (mince, de la muqueuse?) remontant très-haut. C'est alors une simple précaution, qui n'est peut-être pas indispensable, mais qu'on ne saurait condamner, contre les dangers de l'hémorrhagie et de la péritonite. Ce sont ces applications consécutives, et pour ainsi dire complémentaires de l'entérotomie, qui constituent essentiellement le procédé de Gerdy.

En second lieu le pincement peut *et doit*, croyons-nous, être appliqué primitivement, d'emblée, toutes les fois qu'on aura reconnu une fistule pelvi-rectale supérieure aux signes que nous avons rapportés. En effet, en pareil cas, l'incision serait non-seulement très-dangereuse — elle serait encore inutile, et il ne faut pas hésiter à employer le seul traitement rationnel. Cette dernière indication du pincement avait échappé à Gerdy.

La section est achevée du sixième au dixième jour en moyenne, l'instrument se détache alors de lui-même et l'on trouve entre ses mors un lambeau mortifié. M. Trélat (obs. 12), a obtenu la mortification au bout de trente heures et de quarante-huit heures ; mais cela me paraît dû au peu d'épaisseur de la partie pincée. Ce chirurgien n'avait pas affaire, ainsi qu'on peut s'en convaincre par la lecture de son intéressante observation, à une fistule pelvi-rectale supérieure — mais à une fistule ordinaire compliquée de décollement mince (de la muqueuse ?), formant, suivant son expression une «*cloison mobile et flottante,*» une «*cloison membraneuse.* »

Gerdy recommandait d'éviter de pincer la peau parce que cela est toujours très-douloureux. « Si donc on avait affaire à une fistule borgne externe et que son orifice fût à une certaine distance de l'orifice anal, on commencerait par inciser la portion des téguments située entre eux. » (Carreau, *loc. cit.*, p. 24).

L'application de l'entérotome n'empêche pas le malade d'aller à la selle ; la défécation n'est guère douloureuse que les deux premiers jours ; la miction a été un peu pénible pendant ce même temps dans une de nos observations (obs. 4) ; mais cette gêne s'est promptement dissipée.

Lorsque le trajet est très-étendu, il est difficile de le pincer tout entier ou une seule fois, en particulier lorsque sa direction est oblique par rapport à celle de l'intestin. Dans ces cas-là, il a été nécessaire de revenir à une seconde ou même à une troisième application, ainsi qu'on le voit dans plusieurs des observations citées ; cet inconvénient sera presque toujours évité, si l'on exécute le temps de l'opération qui est décrit plus loin sous le nom de *rectification du trajet,* et si l'on emploie l'entérotome à branches parallèles (fig. 3).

Le pansement de la plaie laissée par la chute de l'eschare ne présente rien de particulier. On introduit dans le rectum une mèche de charpie que l'on engage entre les lèvres de la plaie et que l'on porte jusqu'au delà de sa limite supérieure. On la renouvelle tous les jours en diminuant de plus en plus sa grosseur.

M. le professeur Richet a apporté de notables perfectionnements au manuel opératoire.

Il a été frappé d'un inconvénient sérieux présenté par l'entérotome de Dupuytren. En vertu du mode d'articulation de ses branches, les parties placées entre les mors, au voisinage de leur articulation, sont seules soumises à une pression suffisante. Les portions placées au delà ne sont qu'incomplètement étreintes. De là résulte qu'à la chute de l'instrument la portion inférieure de la cloison, qu'on veut mortifier tout entière, est parfois la seule qui ait été détruite, et l'on doit recourir à une seconde application. Pour obvier à ce défaut de l'instrument, M. le professeur Richet a fait construire, par M. Collin, un entérotome à *branches parallèles* que ce fabricant habile a récemment présenté à l'Académie de médecine; la figure ci-dessous qu'il a eu l'obligeance de me communiquer me dispensera de le décrire longuement. Il a été appliqué dernièrement avec un plein succès sur un malade de l'Hôtel-Dieu (obs. 6). Ainsi qu'on peut s'en convaincre par la lecture de cette observation, la constriction a porté sur la totalité de la cloison *fistulo-rectale*, ce que l'on n'avait jamais pu obtenir avec les entérotomes anciens.

M. le professeur Richet a en outre beaucoup insisté sur la nécessité de procéder constamment, avant l'introduction de l'entérotome, à un débridement méthodique destiné à redresser les sinuosités du trajet. L'importance de cette rectification du trajet est telle qu'on doit en faire un temps spécial de l'opération, laquelle, ainsi modifiée, se décompose comme suit :

1er Temps : *Rectification du trajet.* — Une sonde cannelée est poussée dans le trajet le plus haut possible; on glisse sur elle un bistouri boutonné dont le tranchant est dirigé en arrière. Le choix de cette direction a pour but d'abord d'éviter les vaisseaux, et en second lieu d'inciser la partie postérieure du trajet qui échappera à l'action de l'entérotome.

2e Temps : *Introduction de la branche mâle dans le trajet.* —

Elle est guidée à l'aide de l'index gauche placé dans le rectum, puis confiée à un aide.

3e Temps : *Introduction de la branche femelle dans le rectum.*

4e Temps : *Rapprochement des deux branches à l'aide des vis.* (1)

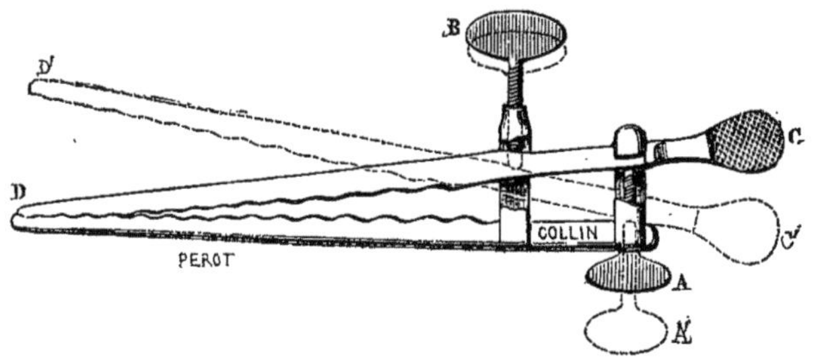

Fig. 3.

(Les deux vis A B permettent de graduer la pression et de la faire porter surtout, suivant qu'il en est besoin, soit vers la pointe, soit vers le talon.)

L'application de l'instrument est assez douloureuse au moment où l'on serre la vis, pour qu'il soit bon d'anesthésier le malade ; mais les jours suivants il souffre à peine.

Comment s'opère la guérison ? Par quel mécanisme cette perte de substance que l'on vient de faire à la paroi rectale se répare-t-elle ? Ce n'est pas, on le comprend, pour l'agglutination des deux lèvres de la plaie. Leur écartement y met un obstacle encore bien plus efficace que le pansement avec les mèches. C'est donc par la granulation du fond de la plaie et la formation de tissu inodulaire que se fait la cicatrisation. Le trajet largement ouvert par la destruction de sa paroi interne, dont la paroi postérieure a été scarifiée dans le premier temps de l'opération est placé dans d'excellentes conditions pour que le pansement quotidien avec les mèches amène la modification de ses parois étalées. Quant au clapier terminal, largement ouvert, il peut aussi se couvrir de granulations et s'obli-

(1) Si l'orifice externe est très-éloigné de l'anus, il est bon, à l'exemple de Gerdy, dans un *temps préliminaire*, d'inciser la peau qui les sépare. On pourrait même, si l'on redoutait la section du sphincter par l'entérotome (bien que nos observations en démontrent l'innocuité), faire l'incision du muscle avec le bistouri après avoir fait celle du tégument.

térer par la rétraction progressive de ce que les chirurgiens continueront à appeler la *membrane pyogénique*. L'observation 2 montre combien cette rétraction se poursuit dans la suite et l'état auquel elle amène la cicatrice, qui, sous la forme d'une gouttière représentant le fond de l'ancienne fistule, fait pour ainsi dire partie intégrante de la paroi rectale.

Les suites de l'opération sont très-simples et généralement exemptes d'accidents. Je ne veux pas nier la possibilité de ces vastes phlegmons que M. U. Trélat (*loc. cit.*) a vus survenir peu de jours après l'opération (par l'incision) et dont on peut lire un exemple frappant dans l'observation n° 13, consécutivement à l'écrasement linéaire. Mais cet accident ne s'est pas encore rencontré à ma connaissance à la suite du pincement.

Il est, par contre, une conséquence fâcheuse qui ne manque jamais de se produire, mais qui heureusement n'est que de courte durée : c'est l'incontinence des matières fécales. J'ai dit que les sphincters de l'anus, tout au moins le sphincter interne sont fatalement divisés par l'eschare que l'on produit. Jusqu'à ce que la cicatrice soit fermée et que son tissu ait subi une rétraction suffisante, le muscle ne remplit plus son office. Mais avec le temps le conduit anal reprend toutes ses fonctions. En serait-il de même si le sphincter avait été divisé en deux points de sa circonférence? —L'observation n° 3 semble indiquer que non. Elle nous montre une incontinence persistante succédant à une double section du muscle par l'écraseur.

Du reste, je ne crois pas qu'il soit jamais nécessaire de *pincer* plus d'un trajet, alors même qu'il en existerait plusieurs. Il suffit d'ouvrir largement, par une seule perte de substance, le réservoir supérieur commun pour tarir tous les autres conduits qui peuvent en naître.

Un dernier accident relatif à l'opération des fistules profondes a été signalé par M. Chassaignac (*Gazette des hôpitaux*, 27 septembre 1853) et pourrait, sans doute, se montrer après le pincement comme après l'incision, c'est la rétention des matières fécales. Voici comment s'exprime cet éminent chirurgien : « Chez le malade d'un de nos plus respectables confrères le Dr Joly, de l'Académie de médecine, nous avons eu à combattre à la suite d'une opération de ce genre (incision d'une fistule profonde) une rétention de matières fécales donnant lieu aux accidents les plus graves. Sous l'nfluence de l'inertie forcée à laquelle se trouve réduit le rectum complètement divisé sur l'une de ses faces, par suite des vastes anfractuosités dont l'excavation pelvienne est creusée, des matières étaient accumulées et avaient pris consistance de manière à former une masse compacte dont le bol fécal, chez certains vieillards, ne donne qu'une idée insuffisante. Ce ne fut qu'au moyen de la curette, pour l'opération de la taille, qu'on parvint à dissocier cette espèce de bloc. Deux fois des accidents de ce genre eurent lieu et ils n'ont été prévenus plus tard qu'à grand'peine et à la condition de douches quotidiennes et vivement poussées dans l'intérieur de l'excavation pelvienne.»

Si l'on avait affaire à une pareille suite de l'opération, il faudrait, à l'exemple de M. Chassaignac, ne pas regarder la manœuvre de la curette comme indigne de la main du chirurgien. Il y aurait quelque danger à laisser au malade le soin de débarrasser son rectum. F. d'Aquapendente nous rapporte à ce sujet l'histoire instructive d'un moine constipé qui, dans ses efforts maladroits, se perfora l'intestin avec un bâton, et mourut sans avoir osé faire des aveux. On ne reconnut le fait qu'à l'autopsie. (*De chirurg. operat.*, cap. XCIII, p. 591. Lugdu. Batav., 1723.

L'emploi de l'entérotome est-il le seul traitement applicable aux fistules pelvi-rectales supérieures? Ne peut-on pas amener autrement le recollement du clapier terminal et l'oblitération de la fistule? Dans un cas particulier (il s'agissait d'une actrice célèbre et la région réclamait les plus grands ménagements), M. le professeur Richet a tenté avec succès une autre opération. Craignant d'amener, par l'emploi de l'entérotome, une fistule recto-vaginale, cet habile chirurgien se décida à faire une incision profonde sans toucher au rectum, de façon à ouvrir largement le foyer supérieur. Celui-ci fut scarifié, puis bourré de charpie. Au bout de deux mois et demi, la guérison était parfaite. En rapprochant ce fait dans une de ses cliniques (hôpital de la Pitié, 28 décembre 1868), M. le professeur Richet l'indiquait comme une exception commandée par des nécessités toutes spéciales et qu'on ne devrait imiter qu'en pareil cas.

Il faut ajouter que ce traitement serait difficilement applicable chez l'homme, en raison de l'élévation bien plus grande de l'espace pelvi-rectal supérieur où siége le clapier.

Je n'ai eu en vue, jusqu'ici, que les fistules pelvi-rectales supérieures non symptomatiques d'une altération osseuse. Ce sont en effet les plus fréquentes et celles qui méritaient les plus longs développements. J'arrive maintenant au traitement de celles de ces fistules qui sont ossifluentes, et je me borne à résumer les principales indications thérapeutiques qu'elles me paraissent comporter :

1° Si l'os malade est accessible, s'attaquer à lui en temps opportun pour enlever les séquestres; ruginer, évider au besoin les os altérés. (Voir observ. n° 8.)

2° Eviter la section du rectum, inutile tant que la fistule est ostéopathique; si une opération est faite pour l'ablation des os malades, elle permettra en même temps de passer un drain dans toute la longueur du trajet et de déterger suffisamment les parties sans qu'il soit besoin d'ouvrir l'intestin;

3° Si l'os malade n'est pas accessible (ex. : les vertèbres, obs. n° 9), ou que le moment de tenter une opération ne soit pas venu, se borner à favoriser l'écoulement du pus par la dilatation du trajet, par des injections détersives, etc., etc.

4° Enfin, dans tous les cas employer toutes les ressources de l'hygiène et de la thérapeutique pour soutenir le malade et fortifier, s'il est possible, sa constitution. — Séjour au bord de la mer ; huile de foie de morue, toniques, etc., etc.

OBSERVATIONS

OBSERVATION I.

Fistule pelvi-rectale supérieure traitée par la méthode du pincement. Guérison (Observ. personnelle).

Soupé (Jules), âgé de 53 ans, graveur, entre à l'hôpital des Cliniques pour une fistule à l'anus. Le malade est couché au n° 16.

Voué à une profession sédentaire, il est depuis longtemps sujet aux hémorrhoïdes. Il était particulièrement incommodé par un flux muqueux, une sorte de leucorrhée anale qui tachait incessamment son linge.

Il y a cinq ans, ses hémorrhoïdes, qui jusque-là étaient facilement rentrées, s'enflammèrent et devinrent irréductibles. Après de vives souffrances un abcès se forma et s'ouvrit spontanément.

Le calme revint; mais l'accident n'avait disparu qu'en laissant après lui une infirmité; son ouverture ne s'était pas cicatrisée, le malade avait une fistule à l'anus.

Toutefois, à partir de ce moment, ses hémorrhoïdes parurent guéries. Il semble que la violente inflammation qui s'en était emparée ait amené leur mortification partielle. On ne trouve guère plus, en effet, actuellement que des hémorrhoïdes sèches, cutanées, des *marisques;* tout au plus existe-t-il encore quelques dilatations variqueuses à la partie antérieure. Mais la paroi postérieure du rectum est entièrement indemne.

L'état du malade se maintint stationnaire durant trois ans. Il survint alors une nouvelle poussée phlegmasique. Un abcès s'ouvrit laissant une seconde fistule sur le côté gauche de la marge de l'anus.

Enfin, fatigué par la suppuration continuelle qui s'écoulait de ses deux fistules, le malade est entré à l'hôpital.

Voici son état actuel :

A la surface de la fesse gauche, sur la face interne, on voit deux orifices fistuleux.

Le plus ancien, situé à la partie antérieure de la marge, n'est éloigné de l'anus que de 2 centimètres.

Un stylet s'y enfonce parallèlement au rectum dans une étendue de 11 centimètres.

La seconde fistule, qui est la plus récente, est ouverte plus en arrière à 5 centimètres de l'anus. Le cathétérisme montre qu'elle rejoint obliquement la première, en formant avec elle une sorte d'λ renversé.

Après l'inspection, si on procède au toucher rectal, on arrive sur la paroi postérieure du rectum, un peu au-dessus des sphincters, dans une cavité qui pourrait loger une noix. Au-dessus de cette sorte de caverne, dont l'origine doit sans nul doute être recherchée dans les inflammations anciennes, on trouve une bride qui exagère la disposition décrite sous le nom de valvule de Houston.

Cet éperon franchi, on arrive à un étage supérieur où le rectum n'a plus rien d'anormal.

Les parois antérieure et latérale sont saines.

En combinant le cathétérisme de la fistule avec le toucher on observe que si cette exploration est faite avec un stylet de trousse ordinaire, il est impossible de sentir avec le doigt l'instrument placé dans le rectum. Il faut lui substituer une sonde cannelée dont la résistance est plus grande afin d'arriver à ce résultat. On peut alors apprécier l'épaisseur considérable de tissu qui sépare le trajet fistuleux de l'intestin. Il est impossible de sentir par le toucher l'orifice interne de la fistule. Le malade dit pourtant qu'il a rendu par orifice externe des gaz et des matières fécales. Une injection avec du lait est faite avec le plus grand soin, le sphincter étant maintenu dilaté pour que la moindre goutte de liquide passant dans le rectum ne puisse échapper à notre exploration.

Le résultat a été négatif.

Si le doigt profondément introduit dans le rectum presse sur la portion supérieure de la fistule, il sort aussitôt de l'orifice externe une notable quantité de pus. Cette pression est très-douloureuse. On ne peut obtenir deux fois de suite cette évacuation de pus.

Opération. — Le malade a été purgé le matin; il est chloroformé. L'entérotome à branches parallèles fabriqué tout exprès pour M. Colin est introduit dans la première fistule.

Dans la journée et les jours suivants la douleur est modérée. Le malade souffre seulement beaucoup quand il va à la garde-robe. (Il a une selle le lendemain de l'opération).

Le neuvième jour la pince tombe tenant entre ses mors un peu faussés une eschare longue de 6 centimètres. Par suite du croisement de ses branches qui sont un peu trop faibles et seront modifiées, la constriction n'a pas été tout à fait complète supérieurement et le toucher rectal fait encore constater un petit éperon.

Pansement avec une mèche cératée.

Les jours qui suivent la chute de l'entérotome, le malade ne peut retenir ses matières.

Mais progressivement l'incontinence diminue. En même temps, le toucher rectal indique l'effacement graduel de l'éperon et l'abaissement de la gouttière produite par la perte de substance. La deuxième fistule s'est oblitérée au bout d'un mois et demi.

Le malade sort guéri. Il retient parfaitement ses atières. La cicatrice forme une corde volumineuse dont on sent l'extrémité à 4 centimètres au-dessus de l'anus. (Le doigt n'a besoin pour l'atteindre que d'être enfoncé jusqu'au milieu de la phalangine.)

OBSERVATION II.

Fistule pelvi-rectale supérieure traitée par la méthode du pincement Etat huit ans après la guérison. (Obs. personnelle).

Chopin (François], âgé de 44 ans, garçon blanchisseur, entre le 24 janvier 1872, à l'hôpital des Cliniques, lit n. 31.

M. Richet ne l'a reçu que pour montrer aux élèves qui suivent la visite e résultat obtenu par la méthode du pincement.

Ce malade a été traité à la Pitié, en 1864, pour une fistule rectale supérieure remontant à 12 centimètres. L'entérotome de Dupuytren fut appliqué, il resta huit jours en place; il s'était relâché avant sa chute et M. Richet dut le serrer de nouveau fortement pour achever la section. Il sortit de l'hôpital guéri mais ne pouvant retenir ses matières.

Il y a deux ans, il revint voir M. Richet en se plaignant d'une douleur au niveau du sacrum; après quelques jours de repos elle se dissipa; mais un peu plus tard, elle revint; un abcès se forma à la partie postérieure de la marge de l'anus; il fut ouvert à Bicêtre par M. Lannelongue. Une fistule a subsisté depuis lors par laquelle on arrive facilement sur le sacrum dénudé. Il y a un grand amaigrissement et l'auscultation révèle des cavernes au sommet du poumon gauche. Toute intervention chirurgicale est par cela même écartée.

Ce malade n'en est pas moins intéressant en ce qu'on peut étudier sur lui les effets éloignés du traitement antérieur; quand on écarte les fesses on observe à gauche de la marge de l'anus une cicatrice, déprimée en forme de gouttière, large comme le doigt, d'une couleur blanche, très-adhérente aux parties voisines sur la souplesse desquelles tranche sa dureté. On peut suivre avec le doigt ce tissu inodulaire jusqu'à une hauteur de 4 centimètres. Sa couleur blanche se détache sur le fond rosé de la muqueuse.

Ainsi la cicatrice de ce trajet de 12 centimètres s'était réduite par la rétraction qui est le caractère de ce tissu spécial à une longueur d'à peine 4 centimètres. En même temps, les tissus voisins qui au moment de l'opération étaient épaissis et indurés avaient retrouvé leur souplesse normale.

Quant aux accidents survenus du côté du sacrum et du poumon, il va sans dire que l'opération n'en était nullement responsable. Tout au plus pouvait-on se demander si la première fistule ne s'était pas développée sous l'influence de la diathèse tuberculeuse à son début.

Le malade retient parfaitement ses matières; il peut même retenir les lavements.

OBSERVATION III.

Incontinence des matières fécales, persistante, à la suite de la section par l'écraseur de deux trajets fistuleux profonds. (Obs. pers.).

Laroche (Eugène), âgé de 43 ans, clerc d'huissier, entre le 17 février 1872 à l'hôpital des Cliniques.

Ce malade qui a depuis longtemps un rétrécissement de l'urèthre, a vu survenir en janvier 1870 des abcès urineux à la marge de l'anus. Des ouvertures multiples se firent spontanément et restèrent fistuleuses.

Au mois d'août de la même année, il entra à l'hôpital Beaujon, dans le service de M. le professeur Dolbeau suppléé par M. S. Duplay. On constata alors, entre deux petits décollements de moindre importance, deux trajets fistuleux qui s'ouvraient dans le rectum à une hauteur que le doigt pouvait à peine atteindre (renseignements fournis par mon collègue Bergeron alors interne du service). Redoutant une hémorrhagie par l'instrument tranchant, M. Duplay se décida à faire la section à l'aide de l'écraseur linéaire. Les autres décollements sont incisés avec le bistouri.

Une chaîne fut introduite dans chacun des trajets, l'écrasement dura vingt-cinq minutes; il n'y eut pas d'hémorrhagie. Le malade partit pour Vincennes avant l'achèvement de la cicatrisation ayant nne incontinence absolue des matières fécales.

Actuellement le malade raconte qu'il a depuis lors vu persister cette infirmité. Les matières même offrant une consistance assez grande ne peuvent être retenues et la vie de ce malheureux est devenue insupportable. L'examen de l'anus montre un infundibulum d'une profondeur de 4 centimètres. La muqueuse est tomenteuse au toucher et humectée par un suintement glaireux continuel. Les deux cicatrices faites par l'écraseur sont visibles sur la marge de l'anus, mais se sentent à peine sous le doigt promené dans l'infundibulum. (Le malade repousse énergiquement tout soupçon de pédérastie.)

Le malade qui n'a été soumis à aucun traitement, sort le 1er mars.

OBSERVATION IV.

Fistule pelvi-rectale supérieure traitée par la méthode du pincement. Guérison.

(Observation communiquée par mon ami le Dr Maurice Laugier). Inédite.

Le nommé B..., âgé de 33 ans, journalier, entre à la salle Saint-Louis, dans le service de M. le professeur Richet, le 1er mai 1868, pour un *vaste abcès de la marge de l'anus*, et de la partie de la fesse gauche avoisinant la région anale. Le périnée et la fesse sont le siége d'une tuméfaction considérable; la fluctuation est manifeste. M. Richet ouvre largement l'abcès et il s'écoule une grande quantité de pus fétide.

Les jours suivants, on constate que le foyer de l'abcès remonte très-haut. La suppuration a envahi le tissu cellulaire de l'espace *pelvi-rectal supérieur*, et la fistule remonte à plus de 8 centimètres de hauteur au-dessus de l'orifice anal. Elle chemine en dehors des parois rectales épaissies et paraît borgne externe.

Le toucher rectal fait constater l'existence d'une *prostate très-volumineuse*, qui a peut-être joué son rôle dans l'inflammation du tissu cellulaire pelvi-rectal.

M. Richet redoutant d'employer le bistouri, pour inciser le rectum à une aussi grande hauteur, a préféré à l'exemple de Gerdy, se servir de l'entérotome.

Le 28 mai. L'entérotome est mis en place.

Aucun accident autre que la gêne et la *douleur* que le *malade éprouve en urinant pendant deux jours*.

Le 5 juin. L'instrument complètement détaché, est enlevé par M. Richet.

Le malade sort guéri le 20 juillet sans avoir éprouvé aucun accident.

OBSERVATION V.

Fistule pelvi-rectale supérieure guérie par le pincement.

Observation communiquée par M. le professeur Richet: (Inédite).

Antoinette Chanteloup, âgée de 30 ans, couturière, entre le 25 avril 1870 à l'hôpital des Cliniques, service de M. le professeur Richet. Elle est couchée au lit n° 20.

Cette femme est accouchée il y a neuf mois; pendant sa grossesse elle a eu des hémorrhoïdes qui ont persisté après son accouchement; les douleurs étaient très-vives pendant la défécation. Le mois dernier les douleurs ont encore augmenté et un abcès volumineux s'est montré à la marge de l'anus. Il s'est ouvert pendant la nuit qui a suivi son entrée à la Clinique, l'ouverture ne s'est pas refermée : une fistule s'est établie.

L'examen fait à plusieurs reprises a permis de constater entre la fistule un décollement considérable des parois du rectum. Ainsi on trouve : 1° une ouverture située à près de 4 centimètres en avant de l'anus ; un stylet introduit se dirige vers le rectum entre les deux sphincters jusqu'à 1 centimètre au-dessus de l'anus. Un examen superficiel pourrait faire croire que c'est là toute la lésion ; mais si le doigt étant introduit profondément dans le rectum on presse sa paroi antérieure, il s'écoule une grande quantité de pus. Il existe donc un foyer profond. En effet, si l'on introduit une sonde en la dirigeant en haut, on trouve un décollement parallèle au rectum et s'élevant à 6 centimètres.

Rien du côté de la vulve, ni du vagin. Le 20 mai, l'entérotome de Dupuytren est appliqué. Il tombe au bout de sept jours ; les suites de l'opération n'offrent rien à noter. La malade est sortie le 15 juillet, parfaitement guérie de sa fistule et retenant ses matières.

OBSERVATION VI.

Fistule pelvi-rectale supérieure, chez un tuberculeux, guérie par le pincement..

Observation recueillie par mes excellents collègues Pinard et Huttinel dans le service du professeur Richet. (Inédite).

Hôtel-Dieu, salle Sainte-Marthe, n° 43, Bugny (J.-B.), 41 ans, employé de commerce. — Cet homme qui s'est toujours trouvé dans d'excellentes conditions hygiéniques même pendant le siége, paraît avoir joui jusqu'à présent d'une bonne santé. Il n'accuse pas de maladies antérieures. Quelques antécédents scrofuleux. Comme antécédents héréditaires et de famille, cet homme raconte que sa mère est morte à 55 ans d'une maladie de poitrine. Son père qui était très-vigoureux est mort accidentellement. Il a eu, il y a deux ans plusieurs hémoptysies.

Il y a trois ans environ, il s'aperçut qu'il avait à l'anus, une tumeur grosse comme une noisette. Comme elle etait presque indolente et qu'elle ne la gênait nullement pendant la défécation, il ne s'en inquiéta pas davantage, se contenta de prendre quelques bains de siége et la tumeur disparut. Il est probable qu'elle se vida par le rectum.

Depuis ce moment, le malade fut pris d'une diarrhée rebelle qui s'est perpétuée jusqu'à ce jour, mais les selles ne sont pas très-abondantes. Il y a un an et demi il eut à la marge de l'anus du côté gauche un abcès qu'il vint se faire ouvrir à la consultation à l'Hôtel-Dieu. On lui conseilla d'entrer à l'hôpital, il refusa.

La suppuration dura trois semaines. Au bout de ce temps, guérison complète selon le malade, sauf la diarrhée. A cette époque la toux commença à devenir fréquente et à s'accompagner d'expectoration muco-purulente. Six mois après, nouvel abcès mais cette fois du côté droit. Il vint encore à l'Hôtel-Dieu se le faire ouvrir et refusa de nouveau d'entrer. Mais l'abcès ne se fermant que pendant quelques jours pour se rouvrir ensuite, il finit par entrer le 17 au mois d'octobre, dans le service de M. Richet, remplacé alors par M. Cruveilhier. (Le malade ne présentait à l'auscultation qu'une respiration rude au sommet droit.)

M. Cruveilhier constata à droite une fistule complète s'ouvrant à 1 centimètre dans le rectum. On l'opéra par simple incision et on introduisit tous les matins une mèche cératée d'abord et plus tard imbibée d'alcool. La cicatrisation se faisant toujours attendre, M. Richet pratiqua le 20 novembre l'excision de tout le trajet fistuleux. Même pansement qu'avant.

Tout allait bien quand on découvrit du côté gauche un petit abcès qui s'ouvrit, et en introduisant un stylet on constata la présence d'un trajet fistuleux long de 9 centimètres; on ne peut faire pénétrer le stylet dans le rectum. L'orifice externe siégeait à 2 cent. de l'anus.

Le 10 décembre 1872. M. Richet l'opéra avec son entérotome spécial L'instrument resta dix jours en place et lorsqu'il tomba, le lambeau mortifié avait une longueur de 9 cent. égale à la hauteur du trajet.

Il n'y eut pas d'hémorrhagie et dès le deuxième jour, la défécation quoique gênée n'était pas douloureuse. Le 20 on introduisit une première mèche qui fut renouvelée quotidiennement, et le 31 décembre la plaie est en voie de cicatrisation.

Le 12 janvier. Le malade est désigné pour aller à Vincennes. Depuis le 4 janvier, l'état de la plaie a permis de supprimer les mèches. L'anus est dans l'état suivant :

Il présente une ouverture centrale de laquelle partent en divergeant des sillons multiples, traces laissées par d'anciennes incisions de décollements cutanés.

Le doigt introduit dans l'anus est médiocrement serré et suit : à droite une dépression profonde qui ne remonte pas au delà de 3 ou 4 centimètres (cicatrice de la première fistule traitée par l'excision). A gauche, un sillon profond se prolongeant jusqu'à l'ampoule rectale et dont le doigt peut avec peine sentir la limite supérieure : c'est le vestige de la fistule pelvi-rectale supérieure; la cicatrisation est presque complète. Le malade a toujours la diarrhée; il n'y a aucune incontinence des matières fécales et rien ne s'échappe par l'anus en dehors de la défécation.

L'état général est devenu assez mauvais, la toux et l'expectoration ont considérablement augmenté depuis l'entrée du malade à l'hôpital. L'examen du thorax fait reconnaître la présence d'une caverne assez étendue au sommet droit. Il y a des cavernules au sommet gauche.

Le malade a été revu à la consultation après sa sortie de Vincennes, entièrement guéri de sa fistule.

OBSERVATION VII.

Fistule pelvi-rectale supérieure traitée par la cautérisation galvanique du trajet. — Etat stationnaire.

Observation recueillie par mon excellent ami Leriche, externe des hôpitaux. (Inédite).

Charruel (François), 51 ans, tailleur, entre le 1er février 1872 à l'hôpital Saint-Louis; il est couché au nº 17 de la salle Saint-Augustin, service de M. Tillaux.

Cet homme, depuis plusieurs mois, souffre de l'anus; toutefois, s'il vient aujourd'hui réclamer des soins, c'est moins parce qu'il souffre que parce qu'il est incommodé par un écoulement de pus incessant; il jouit d'ailleurs d'une santé robuste.

A l'examen de la région anale, on constate l'existence d'un orifice fistuleux distant de l'anus de 5 à 6 centimètres et siégeant sur la fesse gauche. Le stylet introduit dans cet orifice s'enfonce verticalement à une profondeur de 9 à 10 centimètres et parallèlement à la face interne de l'ischion. Au dire du malade, l'apparition de l'orifice fistuleux remonte à deux mois; elle n'a pas été précédée de tumeur ni accompagnée de l'émission soudaine d'une notable quantité de pus.

En portant le doigt dans le rectum, on sent à une profondeur d'environ 10 centimètres une bride demi-circulaire occupant le segment postérieur de cet intestin et qui fait relief dans sa cavité. La présence de cette bride rend compte de la forme qu'affectent les matières rendues, elles sont aplaties. Il est impossible de sentir avec le doigt l'extrémité du stylet introduit dans le trajet fistuleux. L'épaisseur des parties molles qui séparent ce trajet du rectum peut donc être évaluée à plusieurs centimètres.

Ainsi donc, profondeur de 9 à 10 centimètres, épaisseur non déterminée d'une façon précise mais mesurant certainement plusieurs centimètres, telles sont les dimensions du pont de substance qui sépare le trajet fistuleux du rectum. D'après ces données, M. Tillaux pense que pour le traitement il ne faut pas songer à l'excision, c'est à la cautérisation qu'il faut avoir recours.

7 février. Cautérisation de la fistule avec l'appareil de Middeldorf.

Le 8. L'opéré a souffert environ deux heures après l'opération. Il n'a rien ressenti depuis.

Le 14. La suppuration a légèrement diminué.

Le 24. Le malade quitte le service sur sa demande; l'amélioration est à peine appréciable.

OBSERVATION VIII.

Fistule pelvi-rectale supérieure symptomatique d'une nécrose du pubis (corps et branche descendante). — Incontinence d'urine. — Extraction du séquestre par une incision au niveau de l'os malade. — Drainage du trajet. — Guérison.

(Observation inédite, communiquée par le Dr S. Duplay, professeur agrégé).

A..., âgé de 9 ans, me fut amené au mois de juin 1871 pour que j'eusse à donner mon avis au sujet d'une fistule anale qui persistait depuis environ deux ans.

Cet enfant, d'une bonne santé habituelle, d'un tempérament lymphatique mais sans aucune manifestation scrofuleuse, a été atteint de chorée au mois de mars 1869. La maladie commençait à s'améliorer lorsque l'on s'aperçut de la présence sur le côté droit de l'aine d'un abcès dont le développement ne peut être rattaché à aucune cause appréciable.

Cet abcès s'ouvrit spontanément au mois de juin et resta fistuleux. Un chirurgien consulté à ce moment, fit le 3 août une opération qui semble avoir consisté dans un simple débridement de la marge de l'anus; des mèches furent introduites régulièrement comme après l'opération de la fistule, mais ce traitement demeura sans résultat, et l'écoulement du pus persista avec la même abondance.

Les parents consultèrent alors un autre chirurgien des hôpitaux qui reconnut un décollement, pratiqua, le 30 septembre, un nouveau débridement vers le rectum, plaça des mèches, fit des injections iodées mais ne put réussir à amener la cicatrisation de la fistule qui fournissait une quantité de pus chaque jour plus considérable.

L'enfant fut alors soumis à un traitement général antiscrofuleux, et aucune tentative opératoire nouvelle ne fut faite. Vers le mois de mars de l'année 1870, on vit apparaître une incontinence d'urine, d'abord légère, et qui se produisait seulement lorsque l'enfant faisait quelque effort, mais qui ne tarda pas à devenir tellement accusée que le malade perdait involontairement ses urines aussitôt qu'il était debout. Cet état persista pendant une année sans qu'on cherchât à y remédier. Toutefois la santé générale commençait à s'altérer et c'est dans ces conditions que l'enfant fut soumis à mon examen à la fin du mois de juin 1871.

Sur le bord droit de l'orifice anal et empiétant sur la face muqueuse du rectum, se trouve une ouverture fistuleuse qui fournit un écoulement abondant de pus et qui admet facilement une sonde cannelée ordinaire.

Celle-ci pénètre de bas en haut à une profondeur de 3 à 4 centimètres mais ne peut aller plus loin; d'autre part, il est impossible de découvrir aucun orifice du côté de la face interne du rectum. On constate même, dès ce premier examen, que la sonde est séparée du doigt introduit dans le rectum par une épaisseur de parties molles relativement considérables, et que l'extrémité de l'instrument s'éloigne plutôt qu'elle ne se rapproche de la paroi rectale.

Je soupçonnai de suite l'existence d'un lésion osseuse. Quoiqu'il me fût impossible d'insinuer la sonde plus profondément ni de sentir une surface osseuse dénudée, indépendamment de la longue durée de la maladie et de l'abondance de la suppuration qui devaient faire supposer quelque altération du côté du squelette, je constatai que la région correspondante au pubis et à la branche descendante du côté droit était douloureuse à la pression.

Enfin, en cherchant à me rendre compte de la cause de l'incontinence à l'aide du cathétérisme, je reconnus que la contractilité de la vessie était intacte, et que l'incontinence devait être due à quelque action mécanique sur le col de la vessie.

On prescrivit pendant quelque temps des injections avec la teinture d'iode puis avec la teinture de Villate, et bien que ces injections fussent conduites aussi profondément que possible à l'aide d'une sonde introduite dans le trajet fistuleux, elles n'amenèrent aucun résultat satisfaisant.

Pénétré de la conviction qu'il existait une lésion osseuse, je renouvelai les explorations, si bien que je fus assez heureux pour insinuer un jour la sonde plus profondément que d'habitude, et en suivant un trajet légèrement concave en avant, de 8 à 9 centimètres de longueur, j'arrivai à sentir une surface osseuse dénudée, rugueuse, qui semblait correspondre à la face postérieure du pubis droit; je crus même percevoir une certaine mobilité.

Dans le but de rendre le trajet plus direct et de faciliter les explorations voire même l'extraction d'un séquestre, on introduit pendant quelques jours des tiges de laminaria. Quoique l'on ait obtenu une légère dilatation, il fut encore impossible de s'assurer nettement de la mobilité d'un séquestre, et d'ailleurs les tentatives d'extraction avaient déterminé de vives douleurs accompagnées de fièvre.

L'état général était assez mauvais; les fonctions digestives se faisaient mal; l'enfant maigrissait et il me sembla dangereux d'insister à ce moment sur l'emploi des moyens chirurgicaux.

Sur mon conseil, le petit malade fut envoyé au bord de la mer, et après un séjour de trois mois, du mois d'août au mois d'octobre, il revint en parfaite santé, mais son état local était toujours le même. Je ne fus appelé à l'examiner de nouveau que vers la fin du mois de novembre, et cette exploration amena la découverte d'un fait extrêmement important.

La sonde ayant été introduite jusqu'au point osseux dénudé, et tandis que je cherchais la mobilité en poussant l'instrument de bas en haut, je sentis manifestement avec la main gauche appliquée sur la région du pubis des mouvements de soulèvement communiqués par la sonde. Les mouvements, quoique très-profonds, étaient manifestes et furent constatés par mon ami le Dr Lapra, médecin de la famille.

D'après ce symptôme, je déclarai qu'il existait un séquestre mobile, et qu'en raison de la difficulté de l'extraire par le trajet long et sinueux qui venait s'ouvrir à l'anus, il était parfaitement indiqué de se créer une voie plus directe en mettant à nu la région du pubis. Ce procédé avait du reste l'avantage de permettre, dans le cas où le pubis serait malade, d'en pratiquer l'évidement ou même de faire une résection partielle.

L'opération que je proposai fut acceptée, non sans peine, et pratiquée seulement le 9 décembre 1871, avec l'aide du Dr Lapra et de MM. d'Espine, Lebail et Gaurier, élèves de l'hôpital Beaujon. L'enfant étant chloroformé et la sonde introduite par la fistule et poussée jusqu'à la portion osseuse dénudée, une incision de 3 centimètres est pratiquée suivant le bord supérieur du pubis jusque vers la symphyse, puis une seconde incision d'égale longueur, partant de l'extrémité interne de la première, est conduite le long de la branche descendante du pubis, de manière à circonscrire un lambeau triangulaire permettant de mettre largement à nu le pubis. Après la division de la peau et du tissu cellulo-graisseux très-abondant, j'arrive sur la face antérieure du pubis, et je sens de plus en plus distinctement l'extrémité de la sonde qui ne me paraît plus séparée du doigt que par une mince épaisseur de parties molles. Je dénude l'os à ce niveau, et le bec de la sonde apparaît à l'extérieur traversant un orifice arrondi dont les bords sont épaissis.

J'élargis un peu cette ouverture avec une gouge et je puis alors introduire le petit doigt dans une cavité assez spacieuse et sentir un séquestre entièrement isolé, que je saisis avec une pince et que j'extrais assez facilement. Une nouvelle exploration me fait découvrir plus profondément un second séquestre également isolé et mobile dont l'extraction est faite avec plus de difficultés en m'aidant de la sonde cannelée et en la poussant de bas en haut.

En examinant avec soin l'intérieur de la cvité qui renfermait ces sequestres, nous nous assurons qu'il ne reste plus aucun corps étranger, que le pubis est parfaitement sain quoique manifestement augmenté d'épaisseur.

Un tube à drainage est introduit dans toute la longueur du trajet et ses extrémités nouées à l'extérieur. Je réunis ensuite la plaie par quelques points de suture de manière à en diminuer l'étendue.

Les deux séquestres qui ont été extraits et qui présentent entre eux la plus grande ressemblance sont oblongs et mesurent 3 centimètres environ dàns leur plus grand diamètre, et 1 centimètre et demi dans leur petit diamètre; ils sont extrêmement irréguliers et poreux.

Les résultats de l'opération furent des plus satisfaisants. La suppuration diminua très-rapidement sous l'influence d'injections quotidiennes à travers le tube à drainage. Au bout de trois semaines, la quantité de pus était si peu considérable, que je crus pouvoir enlever le tube.

Quelques jours après, la fistule anale était complétement oblitérée et ne fournissait plus une goutte de pus. La plaie de la région pubienne, notablement rétrécie, suppurait encore mais en petite quantité. Elle ne fut entièrement cicatrisée que dans le premiers jours du mois de mars 1872.

Déjà l'enfant se levait depuis plus d'un mois, et l'on avait constaté qu'il ne perdait que rarement les urines; cet accident cessa de se produire au moment où la cicatrisation fut complète.

J'ai revu le petit opéré plus de six semaines après l'opération; il jouit d'une excellente santé, il se livre sans gêne à tous les jeux de son âge, et il n'a jamais ressenti aucune atteinte de son incontinence d'urine.

OBSERVATION IX.

Fistule pelvi-rectale supérieure symptomatique d'une carie de la douzième vertèbre dorsale et de la première lombaire. — Autopsie.

(Observation de Ribes. Mémoire cité, p. 119).

Un militaire, âgé de 30 ans, languissait depuis plusieurs années, souffrant des douleurs intolérables dans la région des lombes, principalement du côté droit. Il n'y avait ni rougeur ni gonflement à la partie et même si l'on touchait le lieu affecté, les douleurs n'en étaient pas augmentées, mais le malade ne pouvait se mouvoir, surtout en certain temps, sans en ressentir de très-vives. Ce militaire avait d'ailleurs assez bon appétit, son teint n'était pas trop décoloré. Les souffrances qu'il éprouvait le firent tomber dans la tristesse, la mélancolie et l'amaigrissement. On n'avait qu'une vague idée de la nature du mal, lorsqu'un jour il s'aperçut qu'il avait une grosseur sur la moitié droite de la marge de l'anus et du périnée. On examina cette tumeur, on la trouva molle, fluctuante dans toutes ses parties et absolument indolente. Les douleurs des lombes étaient tellement diminuées que le malade n'y faisait plus attention et se croyait à la veille de sa guérison. Le refus qu'on lui fit d'ouvrir ce dépôt l'inquiéta un peu, mais trois semaines ou un mois après son apparition, l'abcès s'ouvrit spontanément et le pus s'écoula en grande quantité.

On examina la partie. On la trouva affaissée et percée à 1 pouce environ de la marge de l'anus, d'une ouverture circulaire comme si elle avait été faite par un coup de trocart. La pêau autour de cette ouverture n'était ni rouge ni amincie. Mais au bout de quelque temps, la circonférence du dépôt prit de la dureté, la suppuration diminua sans tarir complètement, et quoiqu'on dût avoir la presque certitude que l'ouverture ne communiquait pas avec l'intestin, on prétendit cependant qu'il y avait fistule à l'anus.

En conséquence, on introduisit une sonde, on la dirigea vers le rectum dans lequel on avait aussi introduit un doigt, mais on s'aperçut bientôt que la paroi de cet intestin, loin d'être perforée ou amincie, *avait au contraire augmenté d'épaisseur*, et l'on resta persuadé qu'il n'y avait point de fistule au rectum et que le siége du mal se trouvait plus éloigné. On ne tarda pas à en être entièrement convaincu, car le malade en maigrissant tomba dans le marasme et finit par mourir.

L'ouverture du corps fut faite; voici ce qu'on observa : la peau de toute la partie droite du périnée et d'une portion de la partie antérieure gauche était entièrement dénudée. Le muscle releveur de l'anus était éraillé et laissait passer la suppuration. *Au-dessus de ce muscle se trouvait un foyer qui abreuvait le col de la vessie et la partie droite de l'intestin rectum dont lés parois étaient considérablement épaissies*; une fusée suivait les vaisseaux hypogastriques, se continuait tout le long du bord interne du psoas jusqu'à l'extrémité supérieure de ce muscle et conduisait à une profonde carie qui avait détruit une portion du corps de la dernière vertèbre dorsale et de la première lombaire. La substance fibro-cartilagineuse placée entre ces deux vertèbres avait éprouvé très-peu d'altération. (Observation recueillie à la clinique de Sabatier.)

OBSERVATION X.

Fistule anale ordinaire (ou de l'espace pelvi-rectal inférieur) compliquée d'un décollement mince (de la muqueuse?). — Traitement par la méthode du pincement. — Guérison.

(Observation extraite du Mémoire de Gerdy, cité).

Gourdet, âgé de 43 ans, terrassier, d'une bonne santé habituelle, entra, vers le commencement de juillet 1852, dans un des hôpitaux de Paris, pour y être traité d'une fistule à l'anus, qui datait de quatre ans environ. Cette fistule avait pour origine un vaste abcès hémorrhoïdal, qui s'ouvrit spontanément et suppura beaucoup. Il y avait des callosités nombreuses. L'un des chirurgiens les plus distingués des hôpitaux, dans le service duquel fut placé le malade, examina la fistule et s'aperçut que le trajet remontait à une hauteur telle qu'il était difficile d'en atteindre le fond. Il ne put donc constater si la fistule était complète. Redoutant de porter l'instrument tranchant à une hauteur aussi considérable sur l'intestin, il résolut d'inciser d'abord la partie inférieure. L'opération fut faite sans accident par le procédé ordinaire; les callosités furent excisées. Les choses restèrent dans cet état, sans qu'on fit au malade aucune nouvelle opération, lorsque la salle fut évacuée pour cause de réparations. (Renseignements obtenus du service où fut faite cette opération.)

Le malade étant entré le 2 août à la Charité, M. Gerdy constata l'état suivant : Cicatrices d'incisions nombreuses prolongées sur la fesse droite; suintement purulent abondant. Le doigt parcourt facilement toute la cavité du rectum. *En appuyant sur la paroi postérieure de l'intestin, on sent qu'elle n'est pas soutenue et qu'elle flotte librement.* D'un autre côté, le doigt porté dans le trajet fistuleux, on trouve une cavité dont on ne peut tout d'abord mesurer la profondeur et qui remonte devant le sacrum; ce trajet n'est pas parallèle à l'intestin. Il se dirige de bas en haut et de gauche à droite, en tournant en spire autour du rectum, tandis que celui-ci remonte vers la symphyse sacro-iliaque gauche et s'écarte en haut du trajet de la fistule. A 3 centimètres environ au-dessus de l'orifice inférieur de la fistule, on sent de chaque côté une bride fibreuse extrêmement résistante. Une sonde de femme de 15 centimètres de long entra tout entière sans atteindre le fond, probablement parce qu'à cause du trajet en spire on ne distingue pas la résistance du fond. Rien n'indique une affection du sacrum.

4 août. Opération. M. Gerdy ne voulant pas porter le bistouri sur une partie aussi élevée de l'intestin, dans la crainte d'hémorrhagie grave ou de lésion du péritoine, chercha un moyen de diviser lentement cette partie de l'intestin. Pour cela, il eut l'heureuse idée de se servir de l'entérotome employé pour détruire l'éperon dans les anus artificiels. Il introduit une des branches dans la fistule et l'autre dans le rectum, mais le défaut de parallélisme des deux cavités empêche les deux branches de s'appliquer l'une sur l'autre lorsqu'elles sont introduites et serrées. M. Gerdy substitue à cet instrument celui de Breschet pour le varicocèle. Celui-ci étant beaucoup plus court pince la partie inférieure de la paroi flottante. On le serre fortement, et on le laisse en place après l'avoir entouré de linge. Cette application est peu douloureuse.

Le 5. Aucun accident depuis hier. La défécation s'accomplit sans déranger l'instrument. Deux portions, parce que le malade est très-maigre, sans fièvre et a de l'appétit. Le 6, l'appareil tient encore solidement; pas le moindre mouvement fébrile. Le 9, cinquième jour de l'application de l'instrument, en enlevant le pansement, l'appareil tombe de lui-même. Du reste, aucun symptôme nouveau, pas d'accident, mais les branches de la pince ont été faussées, déviées par le défaut de parallélisme des trajets du rectum et de la fistule. Le 10, la paroi du rectum flottante est échancrée dans une hauteur de 2 à 3 centimètres seulement, parce que les mors de l'instrument déviés n'ont pu la pincer par leur extrémité. Le trajet fistuleux, dont on peut aujourd'hui atteindre le fond par la ligne la plus courte, a 15 centimètres du fond à l'orifice de l'anus.

M. Gerdy applique cette fois l'entérotome, qui monte plus haut que l'instrument de Breschet pour le varicocèle. Cette application un peu difficile, à cause du défaut de parallélisme des deux canaux, est un peu douloureuse; cependant, l'instrument serré a saisi la paroi flottante du rectum et reste en place. L'état général du malade n'est pas mauvais; il a cependant peu d'appétit. Le 11, quelques coliques passagères; le lendemain matin assez bien; pas de nausées, pas de sensibilité de l'abdomen; pouls normal. Deux bouillons, deux potages.

Le 15. Cinquième jour de l'application de la pince, elle tombe spontanément, sans accident. Entre les mors se trouve une bandelette de la paroi de l'intestin sphacélée, de 5 centimètres de long sur quelques millimètres de large. Mors de la pince encore un peu déviés; état général toujours bon.

Le 16. Paroi du rectum divisée dans une bien plus grande étendue que la première fois; 9 centimètres du fond à la division de l'anus, il reste donc encore 6 centimètres à diviser. L'entérotome est réappliqué.

Le 31. Cinquième jour, il tombe spontanément. Cette fois-ci les deux mors de la pince se sont appliqués parallèlement l'un à l'autre, et ont amené la mortification d'une bandelette de 8 centimètres de longueur. Les rétrécissements fibreux ont disparu; le doigt, favorisé par les incisions extérieures et la division intérieure, parvient au fond de la fistule. Mèche volumineuse, contention d'abord imparfaite des fèces un peu liquides; puis, en quelques jours, rétrécissement progressif du canal de l'opération, et contention des matières.

Le 18 novembre. A droite, cul-de-sac fibreux résistant, que M. Gerdy incise avec un bistouri boutonné.

Le 24. Cicatrisation complète; embonpoint remarquablement augmenté depuis l'opération première; guérison et sortie le 28 novembre 1852.

OBSERVATION XI.

Fistule anale profonde traitée et guérie par le pincement. (Observation de Gerdy, loc. cit.).

La nommée Martin (Marguerite), entre le 9 novembre 1852, salle Sainte-Rose, à la Charité. Menstruation régulière depuis l'âge de 15 ans. Mariage; deux enfants; pas de constipation ordinairement. Il y a un ans, abcès et fistule à l'anus; opération. En août 1852, fistule à gauche; nouvelle opération. Séjour de cinq semaines dans le service de M. Gerdy.

Le 9 novembre, elle entre pour une nouvelle fistule qui se manifestait déjà par un petit abcès lors de la première entrée de la malade. Le 23, M. Gerdy a opéré la fistule par l'incision d'un trajet sinueux, à peu de hauteur, dans le rectum, et par l'excision des bords. Au fond de cette excision, le stylet suit un trajet sinueux de 5 à 6 centimètres, remontant en arrière du rectum et permettant l'introduction d'une sonde de femme dirigée en haut à une grande profondeur. M. Gerdy n'ayant pas de pince entérotome sous la main, remet à l'appliquer ultérieurement. Le 14 décembre, il l'applique en effet à la partie supérieure de la fistule; l'application a quelques centimètres d'étendue. Le pincement est douloureux et persiste tout le jour, mais sans trouble ni fièvre; le lendemain, disparition de la douleur. L'entérotome tombe le 20 décembre; l'eschare est large et étendue; la pince a détruit la cloison, moins quelques millimètres. De ce jour au 18 février, guérison. (Rédigée par un des internes de mon service, à l'hôpital de la Charité.)

OBSERVATION XII.

Fistule anale ordinaire compliquée de décollement mince (de la muqueuse?) traitée par deux applications successives de l'entérome. — Guérison.

(Publiée par M. U. Trélat, dans la *Gazette des hôpitaux*), 1861, page 109 sous le titre suivant :

Note sur un cas de décollement très-profond du rectum opéré et guéri par la méthode du pincement.

M. F..., âgé de 43 ans, grand, robuste et d'une santé vigoureuse, avait été atteint, il y a quelques années, d'un abcès de la marge de l'anus. Cet abcès ne s'était pas complètement fermé, et il restait une petite fistule qui, de temps à autre et sous l'influence de la fatigue, incommodait le malade.

Désirant entreprendre un long voyage en Espagne, M. F... voulut être guéri de son infirmité. Je le vis au mois de mai 1854, et je constatai la présence d'une fistule très-superficielle, située sur la fesse droite, dans la direction de la tubérosité sciatique, ayant son orifice externe très-étroit, à 3 centimètres de la muqueuse anale, et l'orifice interne à 1 centimètre du commencement de cette muqueuse. Cette fistule était simple, sans diverticulums, sans indurations. La peau n'offrait aucun changement de couleur. L'état général était excellent; il n'y avait donc aucune raison de différer l'opération.

Suivant le désir que m'avait témoigné M. F..., je priai M. Nélaton de vouloir bien la pratiquer.

C'est le 20 mai qu'elle eut lieu; elle fut des plus simples. Le malade avait voulu être endormi par le chloroforme. Une sonde cannelée introduite par l'orifice externe vient ressortir par l'interne; la peau, tendue sur elle, fut divisée d'un seul coup de bistouri. Un très-médiocre écoulement de sang fut arrêté par quelques aspersions d'eau froide; on appliqua une mèche du volume du doigt, quelques compresses et un bandage en T.

Cette petite opération, si facile, si rapide, faisait espérer une guérison très-prochaine. Pendant les cinq ou six premiers jours, les choses marchèrent très-bien; mais au bout de ce temps il me sembla que la plaie restait saignante, comme pulpeuse; le malade éprouvait un malaise général, un sentiment de pesanteur dans le rectum; enfin, en palpant d'un seul doigt et avec grand soin le pourtour de l'anus, il fut facile de constater que certains points étaient manifestement douloureux. Il n'y avait du reste à l'extérieur, ni tension, ni gonflement, ni rougeur. Bientôt les symptômes s'aggravèrent, la douleur devint fixe et plus intense; la muqueuse rectale prit une couleur violacée, elle semblait brillante et tendue; l'introduction du doigt dans l'anus était extrêmement pénible, surtout lorsque la pulpe digitale pressait la partie postérieure de l'intestin. D'autre part, il y avait de la fièvre, la langue était sale, quelques frissons vagues avaient été remarqués; malgré l'emploi des bains, des applications émollientes, des laxatifs, un foyer de suppuration s'était formé au voisinage de la plaie. Nous étions alors au douzième jour de l'opération; je remarquai, en écartant fortement les bords de l'anus, un petit pertuis très-fin d'où la pression faisait sortir quelques gouttes de pus rougeâtre.

En présence de cet accident, je priai de nouveau M. Nélaton de voir le malade et de m'éclairer de ses conseils. Cette visite eut lieu le 4 juin.

Depuis l'avant veille le malade éprouvait de continuels élancements dans le rectum, et, depuis la veille au soir, il n'avait pas uriné. Il fallait remédier promptement à un pareil état, et pour cela évacuer le foyer purulent. Mais il n'y avait à l'extérieur rien d'apparent; la peau n'était ni rouge, ni tendue. Sur quel point porter le bistouri?

M. Nélaton insinua par le pertuis que j'ai déjà signalé un stylet d'argent recourbé en crochet; un mouvement de bascule fit saillir la pointe dessous une assez grande épaisseur de parties molles. Cette manœuvre montra que le foyer était situé en arrière et à gauche de l'anus. Se guidant sur ces indications, le chirurgien fit une large incision s'étendant depuis le pertuis de la muqueuse jusqu'à le pointe du stylet. Cette incision intéressait à la fois la portion inférieure du rectum et la peau. Elle donna issue à un flot de pus mêlé de stries sanguines. En ce moment le malade qui était plongé dans le sommeil anesthésique laissa échapper une quantité considérable d'urine. Les deux plaies de la marge dorsale permettaient l'introduction très-facile des doigts; on sentait un large décollement de toute la paroi postérieure du rectum, décollement qui, en certains points occupait au moins la moitié de sa circonférence et laissait arriver en haut jusque sur les deux articulations sacro-iliaques. Si on plaçait l'index dans le rectum et le médius dans le foyer, ces deux doigts étaient séparés par une cloison *mobile et flottante* qui n'était autre chose que le rectum lui-même; cette cloison mesurait en hauteur 8 à 9 centimètres au moins. Il était impossible de songer à la division par l'instrument tranchant, c'eût été s'exposer à des hémorrhagies extrêmement graves. M. Nélaton pensa que ce serait peut-être là l'occasion d'employer l'entérotome d'après le procédé de Gerdy; mais il fallait évidemment attendre, et voir quelle marche allait suivre un état aussi sérieux.

Nous nous bornâmes donc à faire dans le foyer, des injections tièdes et à appliquer de petites mèches et un pansement lâche qui pussent permettre un libre écoulement du pus.

Je le pansais deux fois par jour et je faisais dans le foyer des injections, d'abord émollientes, puis plus tard légèrement stimulantes. Il ne survint aucun accident sérieux; au bout de quelques jours M. F... avait recommencé à manger un peu.

Dans les derniers jours de juin, tout allait pour le mieux, M. F... avait repris quelque embonpoint, de la fraicheur du visage; il ne souffrait presque pas, et pouvait consacrer presque toutes ses journées à la lecture.

Dans le commencement de juillet je constatai l'existence d'un point douloureux immédiatement en arrière de la première incision; les plaies redevinrent saignantes, la cicatrisation s'arrêta; je remplaçai les mèches par des cataplasmes émollients qui calmèrent la douleur et firent taire l'inflammation; mais il n'en fut pas moins évident au bout d'une huitaine de jours, qu'un clapier en communication irrégulière et anfractueuse avec le foyer rétro-rectal s'était formé au point que je viens d'indiquer.

M. Nélaton, après avoir examiné l'état des parties, divisa d'un coup de bistouri la peau qui recouvrait le clapier dans toute son étendue. Mais l'opérateur ne s'en tint pas là.

J'avais préparé un entérotome de Dupuytren à branches plus courtes, dont la vis servant à rapprocher les deux branches, était remplacée par une crémaillère; l'instrument est ainsi beaucoup moins volumineux en deçà de l'articulation, et par conséquent moins gênant pour le patient.

Profitant donc de la position du malade, qui était placé comme pour l'opération de la taille et du sommeil anesthésique, M. Nélaton pinça entre les mors de l'entérotome *ce voile mobile* qui était constitué par les tuniques du rectum, et qui séparait le vaste foyer rétro-rectal de l'intestin lui-même. Un fil ciré fut enroulé autour des branches de manière à affermir leur rapprochement, toute la portion de l'instrument dépassant l'anus, enveloppée et recouverte de compresses, le tout maintenu par un bandage en T. Le malade n'éprouva que peu de douleurs dans la journée; il dormit plusieurs heures la nuit suivante.

Le lendemain matin l'appareil ne s'étant pas dérangé je laissai le tout en place jusqu'au soir. Au moment où je retirais le bandage et les compresses, la pièce tomba d'elle-même; elle était restée trente heures en place. Sa présence n'avait déterminé aucun accident. Je lavai le rectum en injectant de l'eau tiède avec une seringue, j'introduisis une mèche grosse comme le doigt, et le malade fut replacé dans son lit.

Le jour suivant, je pus constater que la partie mobile du rectum avait été divisée dans une étendue de 3 centimètres environ mais qu'il en restait au-dessus une partie au moins égale qui séparait le fond du foyer de l'intérieur de l'intestin. Je dis au moins égale, car mon doigt ne pouvait atteindre le sommet du foyer. Afin de combler cette arrière-cavité, dès que l'incision la plus récente eut commencé à se recouvrir de bourgeons charnus, je pratiquai chaque jour dans le foyer rétro-rectal une injection iodée composée d'abord de parties égales d'eau et de teinture d'iode, puis bientôt de teinture seule. Sous l'influence de ce traitement, la cicatrisation marcha rapidement. J'eus plusieurs fois à réprimer avec le nitrate d'argent et même à diviser avec les ciseaux quelques brides vicieuses qui se formaient sur les plaies extérieures.

La santé générale était excellente, l'appétit aussi développé que possible chez un homme qui, depuis bientôt trois mois, n'avait pas quitté son lit.

Bientôt, au lieu de cette surface irrégulière et comme déchiquetée qui formait autrefois les parois du foyer, on trouvait une surface unie, comme muqueuse, et dont le toucher ne provoquait aucune douleur; on ne pouvait plus promener largement le doigt en arrière et sur les côtés du rectum; il était confiné dans un espace plus restreint situé en arrière et à droite de l'intestin. Mais il restait toujours un cul-de-sac profond dont je ne pouvais atteindre le sommet.

Vers la fin d'août, je ne constatai plus de progrès, et ce foyer semblait devoir rester infiniment stationnaire. Les injections iodées ne produisaient plus rien.

L'application de l'entérotome avait été si innocente, elle avait donné de si bons résultats, qu'il me sembla parfaitement indiqué d'achever par une nouvelle application la section de la cloison rectale. Pour être bien sûr de tout diviser, je procédai de la manière suivante :

Je séparai les deux branches de l'entérome dont l'articulation est mobile comme celle du forceps, et saisissant alors la branche mâle comme un stylet, je la guidai sur mon doigt jusqu'à ce que son extrémité mousse vînt butter dans le fond du foyer ; je la fis maintenir solidement dans cette position, et je plaçai l'autre branche dans le rectum en l'introduisant à la même hauteur. L'instrument fut articulé et je serrai aussitôt fortement, quoique avec mesure, de manière à être bien certain de ne pas laisser glisser la *cloison membraneuse*. Le malade éprouva une légère douleur.

L'entérotome avait pénétré jusqu'au delà de son articulation c'est-à-dire à une profondeur de 12 centimètres au-dessus de l'orifice anal. J'appliquai le pansement que j'ai déjà décrit. C'était le 1er ou le 2 septembre à une heure de la journée.

Le malade ne ressentit que de très-légères souffrances ; il dormit pendant la nuit d'un bon sommeil, et j'appris le surlendemain à ma visite, que le matin même en se réveillant, il avait senti son appareil se déranger, et qu'en y portant la main il avait trouvé la pince sortie du rectum ; elle était encore fermée, et par conséquent elle ne s'était détachée que grâce à la section des parties étreintes.

Je constatai, en effet, qu'il en était ainsi. Le doigt introduit dans le rectum ne trouvait plus qu'une vaste cavité constituée en avant par la muqueuse intestinale, en arrière par la paroi de l'ancien foyer purulent, en haut et sur les côtés par des mamelons arrondis, qui n'étaient autre chose que les débris de la cloison divisée.

Le jour suivant, M. F... avait repris son régime habituel, son état général n'indiquait nullement qu'il venait de subir cette opération, très-innocente mais très-décisive.

A partir de cette époque, la cicatrisation marcha régulièrement, quoique avec lenteur ; les plaies extérieures offraient le meilleur aspect ; elles se recouvrirent bientôt d'une membrane cicatricielle rosée qui s'étendait chaque jour.

Dans le courant de septembre, je cessai de voir chaque jour M. F.... Il était désormais évident que sa guérison n'était plus qu'une affaire de temps.

Au commencement d'octobre le malade avait commencé à se lever, et bientôt il put entreprendre quelques promenades.

M. F... éprouva un inconvénient grave dont j'avais cru prudent de l'avertir depuis longtemps. Les envies d'aller à la selle étaient brusques, impérieuses, et si ce besoin n'était pas immédiatement satisfait, les matières fécales s'échappaient involontairement. Cet état se prolongeant eût été une infirmité bien sérieuse. Heureusement il n'en fut rien. Au mois de novembre, le sphincter quoique divisé par trois larges incisions, avait repris ses fonctions normales.

Je conduisis alors le malade chez M. Nélaton, qui constata les heureux résultats de ce traitement auquel il avait pris une part si importante.

Rien n'a troublé cette cure si complète.

M. F... a mis à exécution son projet de voyage en Espagne se félicitant chaque jour d'être débarrassé de sa fistule et d'avoir échappé aux terribles accidents qui ont compliqué l'opération.

J'ai le regret d'ajouter que pendant ce voyage notre infortuné malade est mort en quelques heures du choléra qui sévissait à Tanger.

OBSERVATION XIII.

Fistule pelvi-rectale supérieure opérée par l'écrasement linéaire. Phlegmon diffus. — Mort.

(Observation présentée par M. Verneuil à la Société de chirurgie le 30 octobre 1861 sous le titre suivant :

Fistule anale remontant à une hauteur de plus de 15 cent. en dehors de la paroi rectale et sur la face latérale de l'intestin. — Opération par l'écrasement linéaire. — Mort. — Autopsie. — Phlegmon diffus de la partie supérieure du rectum).

Un facteur de la poste, âgé de 40 ans, d'une bonne constitution et d'un moral résolu, entra à l'hôpital Saint-Louis, dans les derniers jours du mois d'octobre 1861, pour une fistule à l'anus.

Celle-ci reconnaissant pour cause un phlegmon survenu plusieurs mois auparavant, et sur le développement duquel le malade ne donnait que des renseignements incomplets. L'abcès s'était ouvert spontanément et un suintement continuel plus ou moins abondant lui avait succédé.

L'orifice, d'un très-petit calibre, siégeait latéralement sur la fesse gauche à 3 centimètres de l'orifice anal. La région, du reste, était dans l'état normal; il n'y avait point d'hémorrhoïdes, point de rougeur ni d'altération quelconque de la peau. Il ne sortait jamais rien par l'anus, et la fistule elle-même ne donnait issue qu'à du pus, tantôt bien lié, tantôt séreux ou sanguinolent. Dans l'été, après des marches forcées, le pourtour de l'orifice anormal s'enflammait, la suppuration augmentait; il y avait douleur, cuisson, pesanteur, gêne dans la marche, dans la position assise, etc., etc. — C'est ce qui détermina ce pauvre homme à se faire opérer. Rien, du reste ne contre-indiquait l'intervention chirurgicale, et une exploration attentive démontrait l'intégrité de tous les organes.

J'ai déjà indiqué le siége de l'orifice cutané de la fistule. Le stylet introduit pour l'exploration pénétrait à une grande profondeur, à 7 centimètres environ, et *paraissait à son extrémité se mouvoir aisément dans une cavité spacieuse.* Il passait tout à fait en dehors du sphincter anal, qui était fort épais; puis au-dessus de ce muscle se laissait sentir dans une grande étendue, à l'aide du doigt introduit dans le rectum. *Il fut toujours impossible, même après plusieurs explorations, de retrouver un orifice interne à cette fistule, et je remarquai même que le stylet et le doigt étaient toujours séparés par une épaisseur de parties molles égalant plusieurs millimètres.*

L'examen, à l'aide d'un spéculum bivalve, pratiqué immédiatement avant l'opération et à la faveur de l'anesthésie ne m'éclaira pas davantage.

D'après le résultat de cet examen, il était évident que pour opérer cette fistule à la manière ordinaire, et quelle que fût la méthode employée, il fallait d'abord créer artificiellement un orifice interne, c'est-à-dire perforer la paroi rectale dans toute son épaisseur, au niveau des limites supérieures du trajet fistuleux, pour diviser d'une manière quelconque la paroi rectale, depuis l'orifice supérieur établi de vive force jusqu'à la marge de l'anus inclusivement. Cette section pratiquée sur des tissus souples et épais, et remontant à une grande hauteur, 4 centimètres au moins au-dessus du sphincter, devait rencontrer des vaisseaux artériels nombreux et volumineux susceptibles de fournir beaucoup de sang, s'ils étaient divisés par l'instrument tranchant. En cas d'hémorrhagie primitive fournie par les vaisseaux situés au sommet de la plaie, il eût été presque impossible d'obtenir l'hémostase directe par la ligature ou par les agents hémostatiques portés immédiatement sur les artères ouvertes. Il aurait fallu recourir au tamponnement, d'une application difficile, douloureuse, dangereuse même, et de plus d'une efficacité douteuse. Ces motifs plaidaient contre l'instrument tranchant et parlaient en faveur d'un procédé de diérèse capable d'oblitérer les vaisseaux préalablement à leur section.

Or, trois expédients remplissant la même indication préservatrice s'offraient à l'esprit.

1° La ligature lente.

2° La section par pression continue et mortification.

3° Enfin, l'écrasement linéaire.

Le premier moyen, très-lent, et n'étant d'ailleurs point exempt de dangers fut rejeté.

Le second qui a été surtout préconisé par Gerdy consiste à comprimer le pont de parties molles interposé entre le trajet fistuleux et la lumière du rectum, à l'aide de l'entérotome de Dupuytren, de manière à obtenir une mortification linéaire. La lenteur, les douleurs inhérentes à ce procédé, le firent rejeter. Au reste le trajet fistuleux étant étroit et un peu tortueux, il eût été très-difficile d'y introduire le mors large, épais et dentelé de l'instrument susdit.

C'est pourquoi le troisième moyen parut mieux indiqué, le placement de la chaîne ne faisant entrevoir aucun obstacle sérieux, l'hémorrhagie n'était pas à craindre, la section pouvait avoir toute la précision désirable; enfin, quelques minutes suffisaient pour terminer l'opération, sans exposer à de vives douleurs consécutives.

On pouvait seulement craindre que la traction opérée inévitablement par le renversement brusque de l'anse, n'eût une influence fâcheuse sur les tissus voisins.

Quoique j'hésite encore à regarder la méthode susdite comme devant être appliquée d'une manière très-générale à la fistule anale, elle me paraissait dans l'espèce tout à fait indiquée par la prudence.

Le 23 octobre, après les préparations d'usage (bain entier l'avant-veille, purgatif salin la veille, lavement simple le matin même), je procédai à l'opération.

Le stylet introduit pour une dernière exploration, pénétra à 7 centimètres et demi, se dirigeant vers la paroi antérieure du rectum et le bord gauche de la prostate. Il fut remplacé par une sonde cannelée d'argent, dont l'extrémité était un peu recourbée. Je pus, non sans quelque difficulté, créer de toutes pièces un orifice interne en perforant la paroi rectale. Un nouveau stylet aiguillé entraînant à sa suite un fort cordonnée et la chaîne de l'écraseur Charrière, fut glissé dans la cannelure de la sonde, et l'anse métallique fut placée sans coup férir.

J'opérai la constriction avec assez de rapidité, faisant parcourir au pas de vis deux tiers de tour par quinze secondes, un peu moins de trois tours à la minute. La section exigea environ neuf minutes. L'anesthésie avait été difficile à obtenir : l'examen au spéculum, l'exploration définitive de la fistule, le placement de la chaîne avaient dépensé du temps; aussi le patient était-il à peu près réveillé pendant les dernières minutes de la section. Il n'accusait pourtant que peu de douleurs, et voulait s'en retourner à pied dans la salle. Il ne s'écoula pas 10 grammes de sang. La plaie était un peu béante. Je ne plaçai donc point de mèche, et j'ordonnai pour son pansement l'application de cataplasmes tièdes maintenus par un bandage en T. Une alimentation légère fut permise et la journée se passa bien.

Le lendemain matin, l'état général était tout à fait satisfaisant; la plaie n'était nullement douloureuse et la région anale n'offrait aucune trace d'inflammation. Je ne fis aucune prescription particulière.

Le soir, vers quatre heures, un frisson assez marqué survint et fut suivi de fièvre. L'interne de garde prescrivit l'administration de 1 gramme de sulfate de quinine. De plus, les urines, qui avaient été facilement et spontanément évacuées jusqu'alors se supprimèrent, ou du moins apparurent des symptômes de rétention d'urine dont la malade ne parla point, et qui no faisant que s'accroître pendant la nuit, troublèrent le sommeil et causèrent une notable agitation.

Le lendemain, quarante-huit heures après l'opération, l'état général était assez bon; fièvre très-modérée, langue blanche, sensibilité du ventre spontanée et à la pression, mais uniquement dans la région hypogastrique; ni vomissements, ni ballonnement du ventre; pas de selles, la région anale indolente et sans aucune douleur; plaie de l'écrasement béante; le doigt, introduit avec douceur et à une profondeur de 3 ou 4 centimètres, ne provoque aucune douleur. La rétention d'urine persiste; je fais le cathétérisme sans difficulté et j'extrais seulement deux verres d'urine un peu rosée. La face était un peu altérée et légèrement jaunâtre; mais cette coloration étant habituelle au malade me préoccupe peu. (Bain tiède prolongé; cataplasmes sur l'hypogastre, une cuillerée d'huile de ricin). Des sangsues seront placées au bas-ventre le soir si la chose est nécessaire.

A quatre heures, l'interne du service note une amélioration; il se contente de sonder de nouveau. La nuit toutefois est agitée; le malade à deux reprises différentes veut se lever, et délire évidemment; un frisson se renouvelle et dure quelque temps.

A sept heures du matin la religieuse constate la cessation de ces symptômes; le malade dit qu'il va bien et qu'il désire dormir. Une demi-heure après on le trouve mort dans son lit.

Autopsie. — Le rectum fendu verticalement est rempli supérieurement de matières fécales demi-molles; la muqueuse, à peine plus colorée qu'à l'état normal, n'offre aucune altération notable, *mais l'épaisseur totale de l'intestin semble triplée;* cette augmentation de volume, qui remonte presque jusqu'à la symphyse sacro-iliaque, est due à une infiltration purulente qui siége en dehors de l'intestin entre la tunique musculeuse et la tunique péritonéale. C'est un véritable phlegmon diffus du tissu cellulaire péri-rectal.

Le pus n'est pas encore collectionné, mais il infiltre les mailles du tissu conjonctif, ce qui rend compte de l'induration et de l'épaississement du rectum. Cette lésion se retrouve du haut en bas, c'est-à-dire jusqu'au voisinage de la marge de l'anus, là où le péritoine n'existe pas. Toutefois, le tissu cellulaire pelvien et celui qui remplit les fosses ischio-rectales est intact; *la nappe purulente est encore confinée à la face externe du rectum et semble arrêtée en bas par les insertions du releveur de l'anus.* Le pus est vert, crémeux, sans mélange de matières stertorales.

On retrouve la plaie verticale faite par l'écraseur, elle est nette, entr'ouverte et mesure un peu plus de 6 centimètres; elle a divisé la paroi rectale dans toute son épaisseur.

On ne retrouve nulle trace d'orifice fistuleux naturel. *La fistule était donc certainement borgne externe;* mais on reconnaît en revanche que le trajet était infiniment plus long que ne l'avaient fait supposer les explorations faites avant l'opération. J'avais, en effet, pratiqué la perforation artificielle à près de 8 centimètres de l'orifice fistuleux cutané. Or, la pièce sous les yeux, je constate que le décollement péri-rectal remontait sur les faces latérales de l'intestin à une hauteur au moins égale. Je n'avais donc incisé le trajet que dans la moitié environ de son étendue verticale. Sans doute une bride ou une inflexion de la voie fistuleuse avait empêché le stylet de pénétrer usqu'au fond du foyer qui d'ailleurs était assez étroit dans sa région élevée.

Que serait-il advenu si la plaie inférieure s'était cicatrisée? Je ne saurais le dire.

L'inflammation, provoquée par l'opération et partant de son siége, se serait-elle propagée jusqu'aux limites du décollement et aurait-elle amené la cicatrisation?

Le pus sécrété dans le cul-de-sac respecté aurait trouvé peut-être une issue plus facile et dès lors n'aurait plus empêché, par sa rétention, l'adhésion de la partie supérieure de la fistule. Mais peut-être aussi une fistule borgne interne, à peu près inaccessible aux moyens chirurgicaux, se serait établie, et le malade, s'il n'y avait pas perdu, n'aurait pas gagné grand'chose à la métamorphose de son mal.

Toujours est-il que l'opération avait été incomplète, et qu'à ce seul point de vue l'autopsie révèle une particularité très-importante.

Quoique le phlegmon diffus n'ait été séparé de la cavité péritonéale que par la séreuse, il n'existait qu'un très-léger degré de péritonite, circonscrite d'ailleurs au fond du petit bassin, et au niveau du cul-de-sac inférieur. Un peu de vascularisation superficielle, deux ou trois cuillerées d'une sérosité un peu louche, sans fausses membranes et sans agglutination des anses intestinales constituaient tout ce qu'on trouvait d'anormal. Au reste, pendant la vie les signes de la péritonite avaient toujours fait défaut.

La vessie était contractée et revenue sur elle-même; elle contenait environ trois ou quatre cuillerées d'une urine limpide mais légèrement rosée. La muqueuse elle-même était quelque peu injectée, surtout au voisinage du col.

Tous les viscères abdominaux et thoraciques sont entièrement sains; les veines du bassin et les branches de la veine-porte n'ont pu être examinées. (1)

(1) M. Verneuil a su plus tard que ce malade avait été exposé au froid, un peu après l'opération, par la négligence d'un infirmier. Cette circonstance peut bien n'avoir pas été sans influence sur la terminaison fatale (communication orale).

OBSERVATION XIV.

Fistule pelvi-rectale supérieure guérie par deux applications successives de l'entérotôme.

(Observ. communiquée à la Société de chirurgie le 6 novembre 1861, par M. le professeur Richet, sous ce titre :

Abcès de l'espace pelvi-rectal supérieur. — Fistule ano-périnéale avec décollement profond. — Application de l'entérotome. — Guérison.

Ferdinand S..., âgé de 37 ans, encadreur, entre le 15 janvier 1861, salle Saint-Augustin, n° 19.

Ce malade qui est très-fort et très-robuste, nous dit avoir toujours joui d'une excellente santé. Il n'a jamais été malade, il a eu seulement des plaques muqueuses au scrotum et dans la bouche il y a deux ans.

Au commencement de septembre 1860, il a vu survenir à l'anus une tumeur qui a acquis la grosseur d'un œuf de pigeon et qui a percé seule. Il en attribue l'origine à un coup, sans pouvoir rien préciser. Ce qu'il y a de certain, *c'est qu'il eut à cette époque des rétentions d'urine*, ce qui laisserait supposer qu'il avait quelque altération du côté de la vessie ou de la prostate.

Il alla consulter alors M. Devergie qui le fit entrer dans son service à l'hôpital Saint-Louis. Là on reconnut une fistule à l'anus. On lui prescrivit un traitement antisyphilitique, et il subit plusieurs cautérisations avec le nitrate acide de mercure et le nitrate d'argent.

Après trois mois de soins infructueux, M. Devergie lui conseilla de passer en chirurgie, afin d'y subir une opération.

Il entra alors dans mon service, salle Saint-Augustin. Nous constatons alors les phénomènes suivants : il existe à la partie antérieure du rectum un trajet fistuleux qui remonte si haut que le stylet ordinaire de trousse n'en peut atteindre les limites. Un autre trajet se dirige vers le périnée et va jusqu'à la racine des bourses.

Le malade souffre beaucoup et ne peut ni marcher ni s'asseoir. Le suintement est assez considérable. On pratique pendant cinq ou six jours des injections iodées dans ces trajets. Mais comme elles occasionnent un gonflement notable qui persiste et des pertes de sang, on suspend ce traitement et on l'engage à changer d'air. On l'envoie à Vincennes, le 23 février. Il y reste dix jours, quitte l'asile, et, un peu plus tard, le 23 mars, rentre dans mon service.

Redoutant les hémorrhagies qui auraient pu être difficiles à arrêter, vu la hauteur à laquelle il faudrait porter le bistouri, je me décide à employer l'entérotome selon le procédé de Gerdy.

Le 8 avril, Je procédai à l'opération. Je fendis d'abord le trajet fistuleux qui se dirigeait vers la paroi antérieure du rectum, puis je pus porter le doigt dans la plaie et procéder à l'application de l'entérotome de Dupuytren, de la manière suivante :

Je retirai la vis qui unit les deux branches à leur partie inférieure, pour les désarticuler ; puis le doigt introduit dans le rectum, je fis glisser dans le trajet la branche mâle de l'instrument. Cette branche une fois placée, je la fis tenir par un aide, et j'introduisis la branche femelle dans le rectum pour articuler l'instrument comme on le fait pour le forceps, et pincer entre les mors de l'entérotome les parties qui séparent les deux branches.

Le malade ne ressentit qu'une très-légère douleur de cette application. L'instrument fut fixé par un bandage en T, et solidement maintenu ; de la charpie fut interposée, afin que la partie inférieure de l'instrument ne pût pas blesser les parties voisines.

Six jours après, l'instrument tomba de lui-même, ayant toujours entre ses mors la partie mortifiée par la compression.

Le toucher rectal fait reconnaître alors que le trajet fistuleux n'est pas détruit dans toute sa hauteur et que l'entérotome, malgré la profondeur de 10 centimètres à laquelle il avait été introduit, n'avait pas atteint le fond du décollement.

Le lendemain, j'appliquai de nouveau l'entérotome et cette fois je compris entre les mors une cloison ayant 5 ou 6 centimètres au moins de longueur. L'instrument tomba seul au bout de quatre jours.

Le toucher montre alors que le trajet fistuleux est maintenant complètement détruit.

Le malade n'éprouvant plus aucune douleur, n'ayant plus aucun écoulement purulent, en un mot étant bien guéri, nous l'envoyons à Vincennes, le 8 juin 1861.

Le 5 novembre. Nous revoyons ce malade. Il est parfaitement bien portant et toujours très-fort et très-vigoureux.

Depuis l'opération, il est atteint d'une légère incontinence de matières fécales, qui tend à diminuer tous les jours, à tel point qu'il nous dit lui-même qu'il est presque sûr que dans quatre ou cinq mois il sera parfaitement guéri de cette petite infirmité.

Par le toucher rectal, on constate que la face antérieure du rectum est occupée par une cicatrice assez large, en forme de gouttière, que le doigt suit avec assez de facilité et qui se termine à la partie supérieure par une tuméfaction du volume d'un pois, qui se trouve à 8 ou 9 centimètres de l'anus.

TABLE DES MATIÈRES.

Paris. A. PARENT, imprimeur de la Faculté de Médecine, rue Mr-le-Prince, 31.

www.ingramcontent.com/pod-product-compliance
Ingram Content Group UK Ltd.
Pitfield, Milton Keynes, MK11 3LW, UK
UKHW020952180726
13838UKWH00003B/1271